ATLAS

D'ANATOMIE PATHOLOGIQUE

PARIS. — IMPRIMERIE DE E. MARTINET, RUE MIGNON, 2.

ATLAS

D'ANATOMIE PATHOLOGIQUE

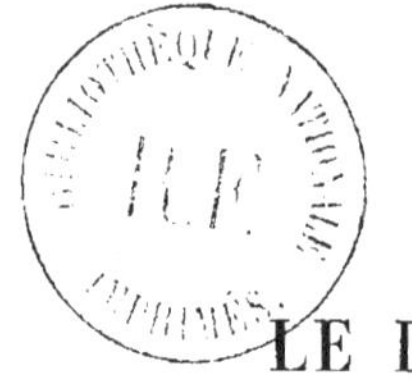

PAR

LE Dr LANCEREAUX

CHEF DE CLINIQUE DE LA FACULTÉ,
MÉDECIN DES HÔPITAUX DE PARIS, ETC.

ET

M. LACKERBAUER

Artiste-Dessinateur

ACCOMPAGNÉ D'UN VOLUME DE TEXTE
PAR M. LANCEREAUX

PARIS
VICTOR MASSON ET FILS
PLACE DE L'ÉCOLE-DE-MÉDECINE
1871

PLANCHE 1

Fig. 1. — **Gastrite sulfurique** (demi-nature). Estomac ouvert sur sa petite courbure *a*; *c*, cardia; *pp*, pylore; *b*, membrane muqueuse détruite; *d*, grande courbure.

Fig. 2. — **Gastrite alcoolique** (demi-nature). Estomac retourné, et dessiné d'après une de ses faces; *c*, cardia; *p*, pylore; *l*, tache blanche laiteuse constituée en partie par des noyaux ronds; *i*, plaque vasculaire; *g*, glandes hypertrophiées.

Fig. 3. — **Kyste glandulaire de l'estomac** (grandeur naturelle). Portion de la paroi stomacale; *m*, membrane muqueuse décollée et relevée; *g*, glande dont les parois hypertrophiées renferment un liquide séreux; c, conduit de cette glande.

Fig. 4. — **Gastrite alcoolique avec ulcère profond** (gr. nat). Région pylorique de l'estomac; *p*, pylore; *a*, paroi hypertrophiée; *u*, ulcère de forme elliptique mettant à nu, à ses extrémités, la couche musculaire; au voisinage se voient de nombreux vaisseaux variqueux.

Fig. 5. — **Ulcère perforant de l'estomac** (demi-nature). Portion cardiaque de l'estomac; *a'*, orifice cardiaque; *a*, ulcère situé à 2 centimètres de cet orifice; *u*, orifices de l'artère splénique divisée sur le fond de l'ulcère.

Fig. 6. — **Érosions hémorrhagiques de l'estomac** (gr. nat.). Face interne de la membrane muqueuse (région pylorique de l'estomac) parsemée de dépressions circulaires ou elliptiques *ee* dont le fond est couvert d'un caillot sanguin.

Fig. 7. — **Gastrite urémique** (gr. nat.). Portion pylorique de l'estomac; *u*, ulcères superficiels voisins de l'orifice pylorique; *p*, replis de la membrane muqueuse; *g*, glandules hypertrophiées et saillantes.

PLANCHE 2

Fig. 1. — **Gastrite alcoolique avec ulcères superficiels** (tiers de nat.). Estomac ouvert sur sa grande courbure; *c*, cardia; *p*, pylore; *uu*, ulcères linéaires; *i*, plaques d'injection; *vv*, vaisseaux variqueux. La surface de la muqueuse est grisâtre un peu ardoisée.

Fig. 1'. — Un des ulcères de la précédente figure vu à un grossissement de 20 diamètres. Les glandules détruites au niveau de l'ulcère s'aperçoivent sur les côtés; *ss*, grains d'hématine de dimensions variables; *gg*, amas de granulations graisseuses.

Fig. 2. — **Gastrite alcoolique ulcéreuse cicatrisée** (gr. nat.). Portion de la face interne de la muqueuse gastrique voisine du pylore; *cc*, cicatrices blanches fibreuses, étoilées; *p*, plaques pigmentaires.

Fig. 3. — **Gastrite alcoolique avec ulcère profond** (demi-nat.) Région pylorique de l'estomac; *p*, pylore; *u*, ulcère allongé légèrement exubérant; *s*, pigmentation de la muqueuse et surtout des glandes; *t*, paroi épaissie.

Fig. 3'. — Section verticale de la paroi stomacale au niveau de l'ulcère précédent (gr. nat.); *u*, surface ulcérée; *m*, faisceaux musculaires hypertrophiés; *e*, faisceau de tissu fibreux interposé.

Fig. 4. — **Épithéliome papillaire de l'estomac** (demi-nat.). Portion de la membrane muqueuse de l'estomac, vue par sa face interne où siége une exubérance arrondie, légèrement déprimée à son centre et fungiforme; *e*, section sur le bord de cette tumeur, destinée à montrer son insertion à la muqueuse par une sorte de pédicule.

Fig. 4'. — Bouquet papillaire (grossissement 20 diamètres, état frais) pris au niveau du bord de la précédente tumeur. Les papilles contiennent des vaisseaux variqueux.

Fig. 4''. — Une des papilles ci-dessus (le sommet) vue à un grossissement de 120 diamètres.

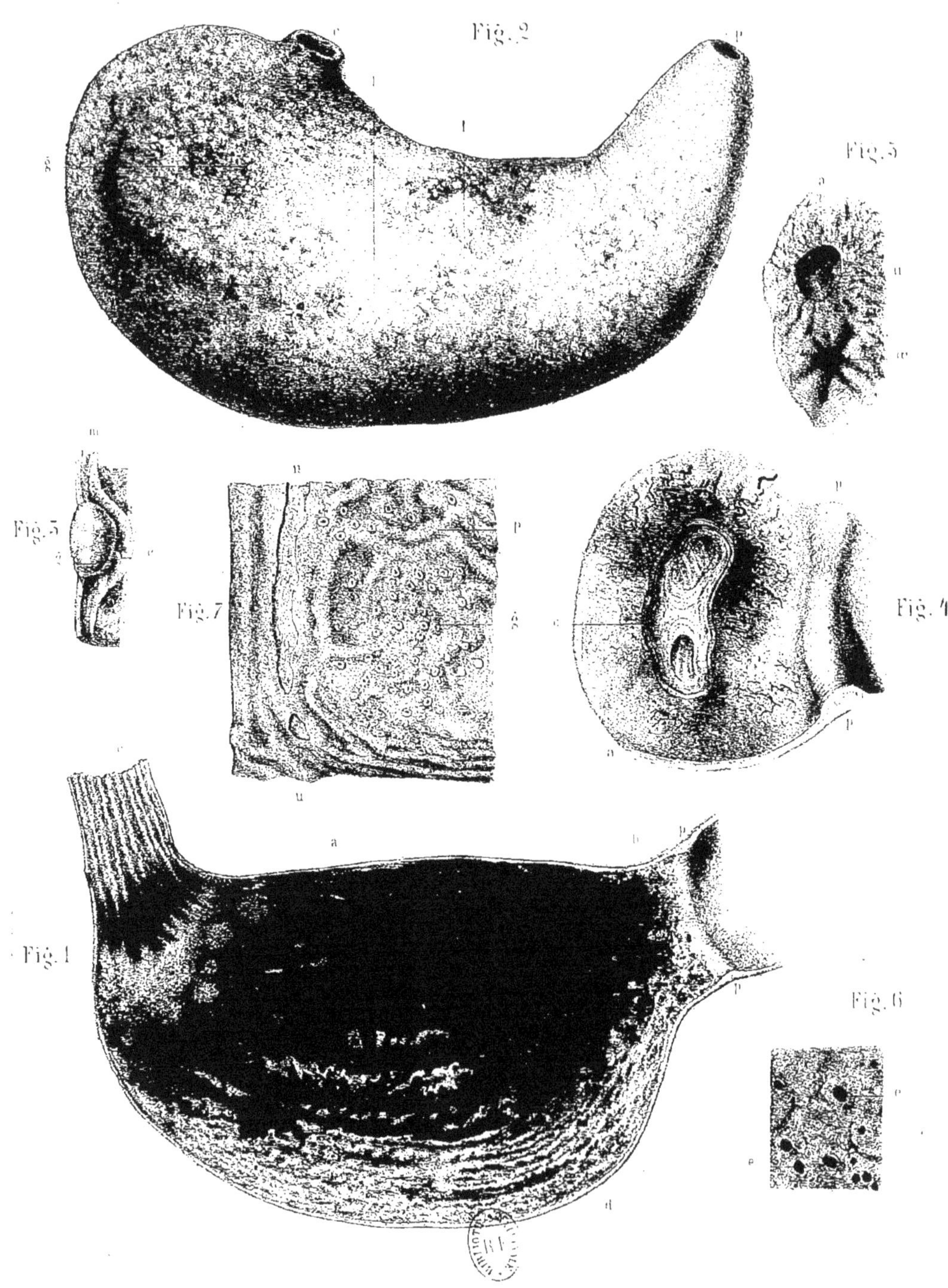
Fig. 2
Fig. 5
Fig. 3
Fig. 7
Fig. 4
Fig. 1
Fig. 6

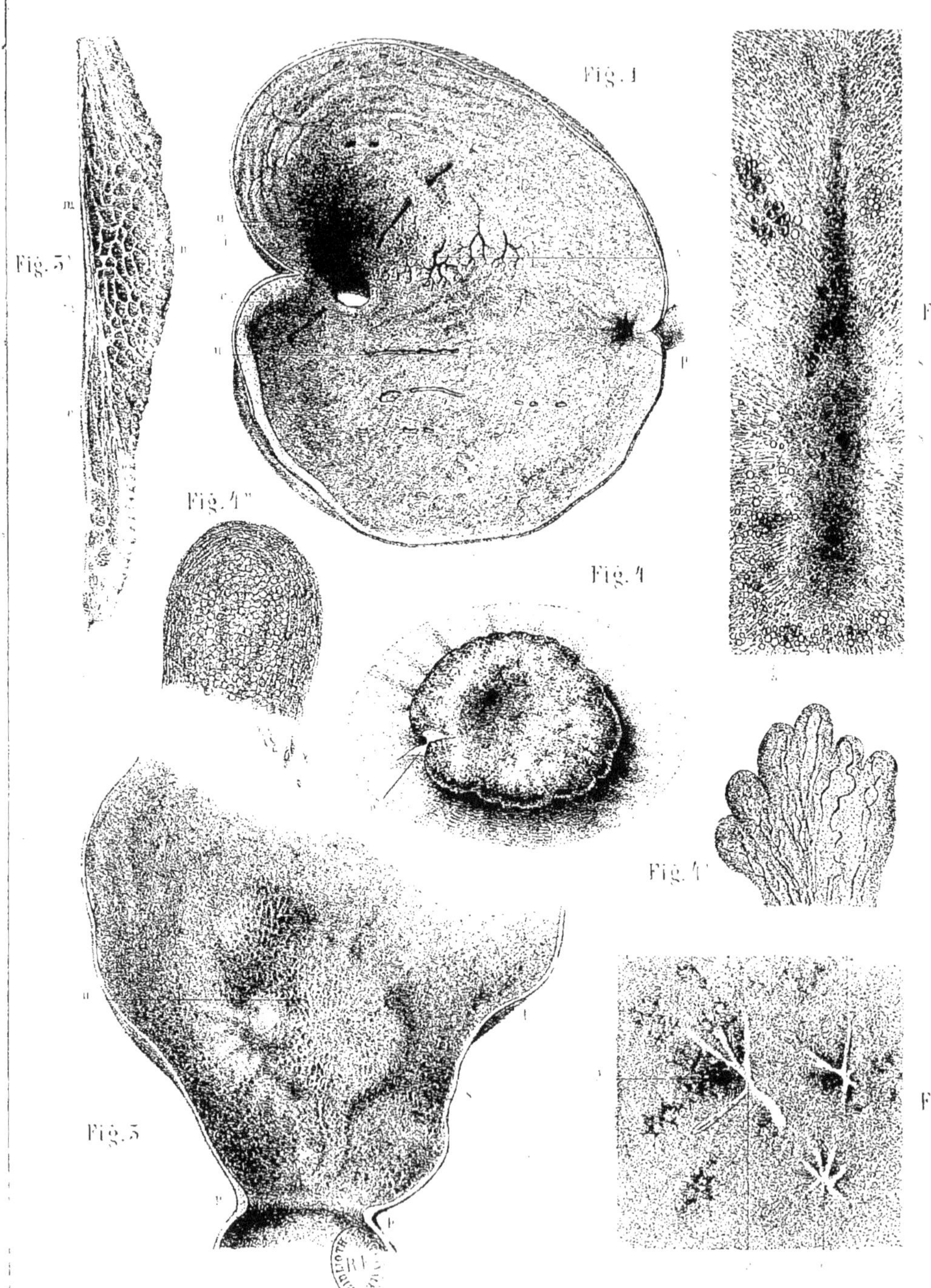
Fig. 1
Fig. 3'
Fig. 4''
Fig. 4
Fig. 4'
Fig. 3
Fig
Fig

PLANCHE 3

Fig. 1. — **Entérite typhoïde** (demi-nature). Portion d'intestin grêle à quelques centimètres de la valvule iléo-cæcale; *p*, plaques de Peyer ulcérées et en voie de réparation; *f*, follicules également affectés; *f'* follicules seulement un peu hypertrophiés; *m*, mésentère; *gg*, glandes lymphatiques tuméfiées.

Fig. 2. — **Entérite dysentérique aiguë** (demi-nature). Surface interne du gros intestin au niveau de l'S iliaque; *m*, membrane muqueuse simplement tuméfiée; *u*, ulcère circulaire; *u'* ulcère serpigineux résultant de la réunion d'ulcères circulaires; au fond de ces ulcères, fibres musculaires à direction circulaire.

Fig. 3. — **Entérite dysentérique chronique** (demi-nature). Portion de la face interne de la membrane muqueuse rectale; *uu*, ulcères de forme circulaire ou elliptique siégeant surtout au sommet des replis intestinaux; *pp*, productions polypiformes dues à des hypertrophies papillaires.

Fig. 4. — **Entérite ulcéreuse** (demi-nature). Portion de l'S iliaque du gros intestin; *m*, surface de la membrane muqueuse épaissie et grisâtre; *uu*, ulcères dus à la destruction de cette membrane et du tissu sous-muqueux. Le fond de ces ulcères est constitué par les fibres circulaires de la couche musculeuse.

Fig. 5. — **Entérite urémique** (gr. nat.). Portion de la muqueuse rectale; *m*, membrane muqueuse injectée et de teinte verdâtre; *uu*, légères exubérances rougeâtres ayant à leur centre une petite eschare jaunâtre plus ou moins irrégulière.

Fig. 6. — **Epithéliome lingual** (gr. nat.). Les deux tiers antérieurs de la langue dont la partie centrale est le siége d'un ulcère de forme fissurale irrégulière *f*. Les bords de cet ulcère sont relevés et saillants, hérissés de papilles hypertrophiées *pp*.

Fig. 6'. — Préparation microscopique de l'épithéliome ci-dessus. Cellules épithéliales affectant une disposition circulaire; au centre des cercles, dégénérescence muqueuse *mm* de quelques cellules (230 diam.).

Fig. 7. — **Épithéliome œsophagien** (demi-nat). Partie supérieure et antérieure de l'œsophage dont la surface interne présente une production blanche grenue, villeuse et saillante *ce*; *e'*, paroi postérieure; *n*, nerf récurrent; *n'*, une branche de ce nerf qui traverse la tumeur, rougeâtre, plus volumineuse et infiltrée de cellules épithéliales.

Fig. 7'. — Trachée-artère *tt*, traversée par la tumeur précédente en *e*.

Fg. 7''. — Dessin microscopique de la précédente lésion (150 diam.). Cellules épithéliales réunies par une gangue solide et affectant une disposition papillaire; *gg*, globes épidermiques multiples au sein de ce tissu.

PLANCHE 4

FIG. 1. — **Tuberculose disséminée de l'intestin** (gr. nat.). Portion de la membrane muqueuse du cæcum parsemée de granulations tuberculeuses miliaires *tt*; *uu*, ulcères en voie de cicatrisation; *cc*, cicatrices pigmentées; *v*, vaisseau dilaté.

FIG. 2. — **Tuberculose circonscrite du cæcum et de l'appendice cæcal** (demi-nature). La membrane muqueuse de l'appendice, complétement détruite, laisse à nu la couche musculeuse; *uu*, ulcère de toute la circonférence de l'intestin intéressant la muqueuse entière; *gg*, deux plaques moins altérées et semées de granulations tuberculeuses; *mm*, membrane muqueuse intacte; *v*, valvule iléo-cæcale.

FIG. 3. — **Épithéliome rectal**. Coupe microscopique (25 diam.); *c*, trame fibreuse d'implantation; traversée par plusieurs vaisseaux *vv*; plus haut cette trame moins épaisse circonscrit un grand nombre de cavités *tt*, sorte de tubes plus ou moins allongés.

FIG. 3′, — La même préparation à sa partie supérieure (200 diam.). Les cavités alvéolaires *fff*, sont tapissées de cellules épithéliales cylindriques directement implantées sur la trame fibreuse; *c*, cellules libres.

FIG. 4. — **Polype intestinal** (gr. nat.). Ce polype *p* est implanté sur la muqueuse *m* par un pédicule *b*.

FIG. 5. — **Myome de l'estomac** (gr. nat.). Portion de la paroi stomacale vue par sa face externe où existe une tumeur sous-séreuse.

FIG. 5′. — Dessin microscopique de la précédente tumeur (250 diam.). Noyaux ronds et fibres-cellules réunies par une gangue amorphe; fibres-cellules isolées à la périphérie.

FIG. 6. — **Hypérémie de l'estomac consécutive à une affection cardiaque** (gr. nat.). Muqueuse stomacale injectée et pigmentée à quelques centimètres du pylore.

FIG. 7. — **Pigmentation de l'estomac consécutive à une cirrhose hépatique** (gr. nat.). La membrane muqueuse est semée de taches et de nombreux points noirs (région moyenne).

FIG. 7′ et 7″. — Glandes stomacales (30 diam.). Ces glandes *g*, siége plus spécial de l'altération pigmentaire, sont infiltrées de granules noirâtres (hématine).

FIG. 8. — **Pigmentation du gros intestin** (face externe) *p*, consécutive à l'obstruction de la veine porte; *i*, intestin; *m*, mésentère; *v*, vaisseau.

FIG. 8′. — Face interne du même intestin; *f*, follicules; *v*, points pigmentés.

FIG. 9. — **Pigmentation des glandes duodénales** (demi-nature). *c*, ampoule de Vater; *g*, glandes pigmentées.

FIG. 9′. — Les mêmes glandes vues à la face externe de la muqueuse (15 diam.).

FIG. 9″. — Glandes isolées; colorées par un pigment noir et par un pigment brun (30 diam.).

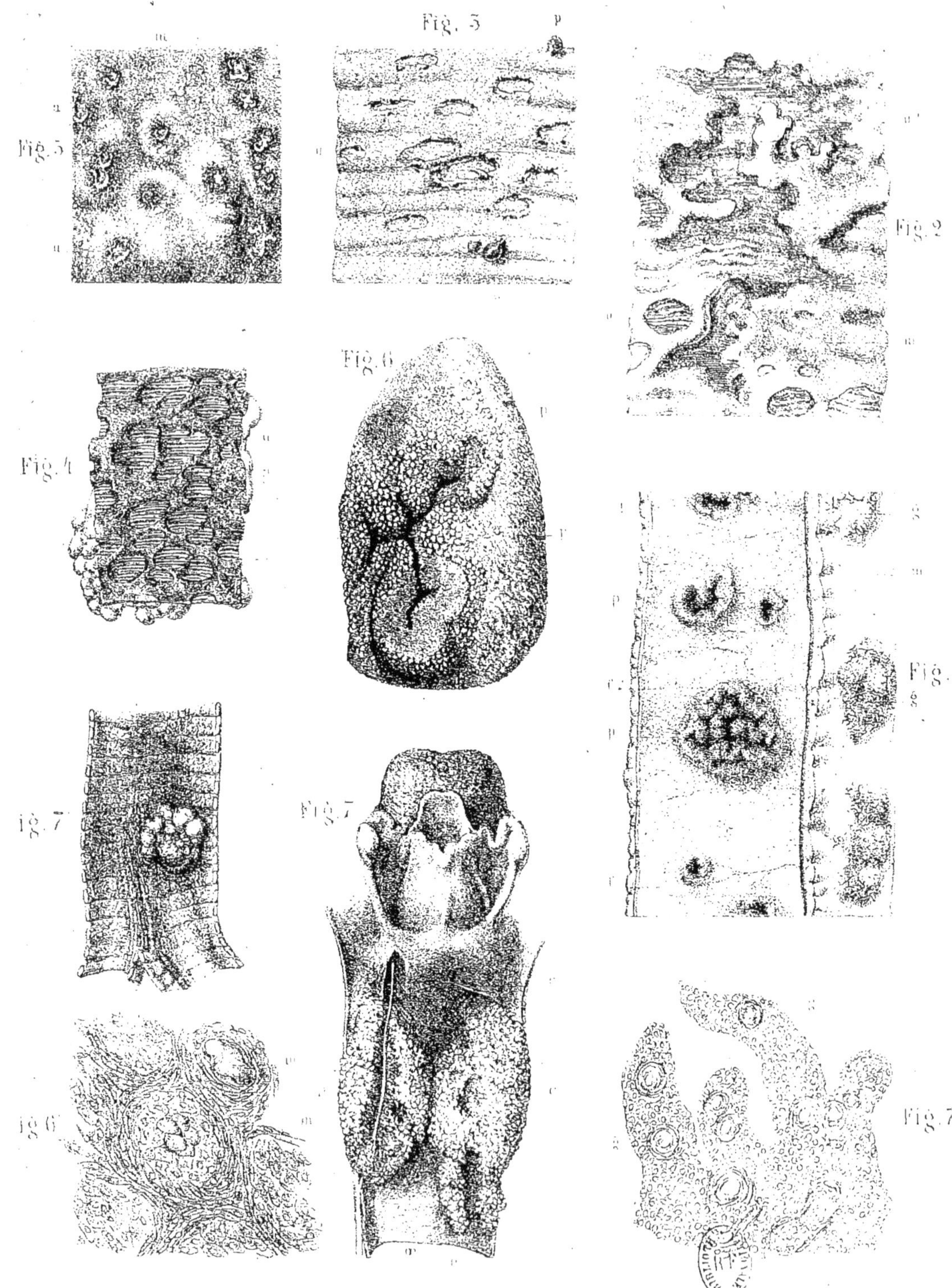
Fig. 3
Fig. 5
Fig. 2
Fig. 4
Fig. 6
Fig. 7
Fig. 7
Fig. 6
Fig. 7

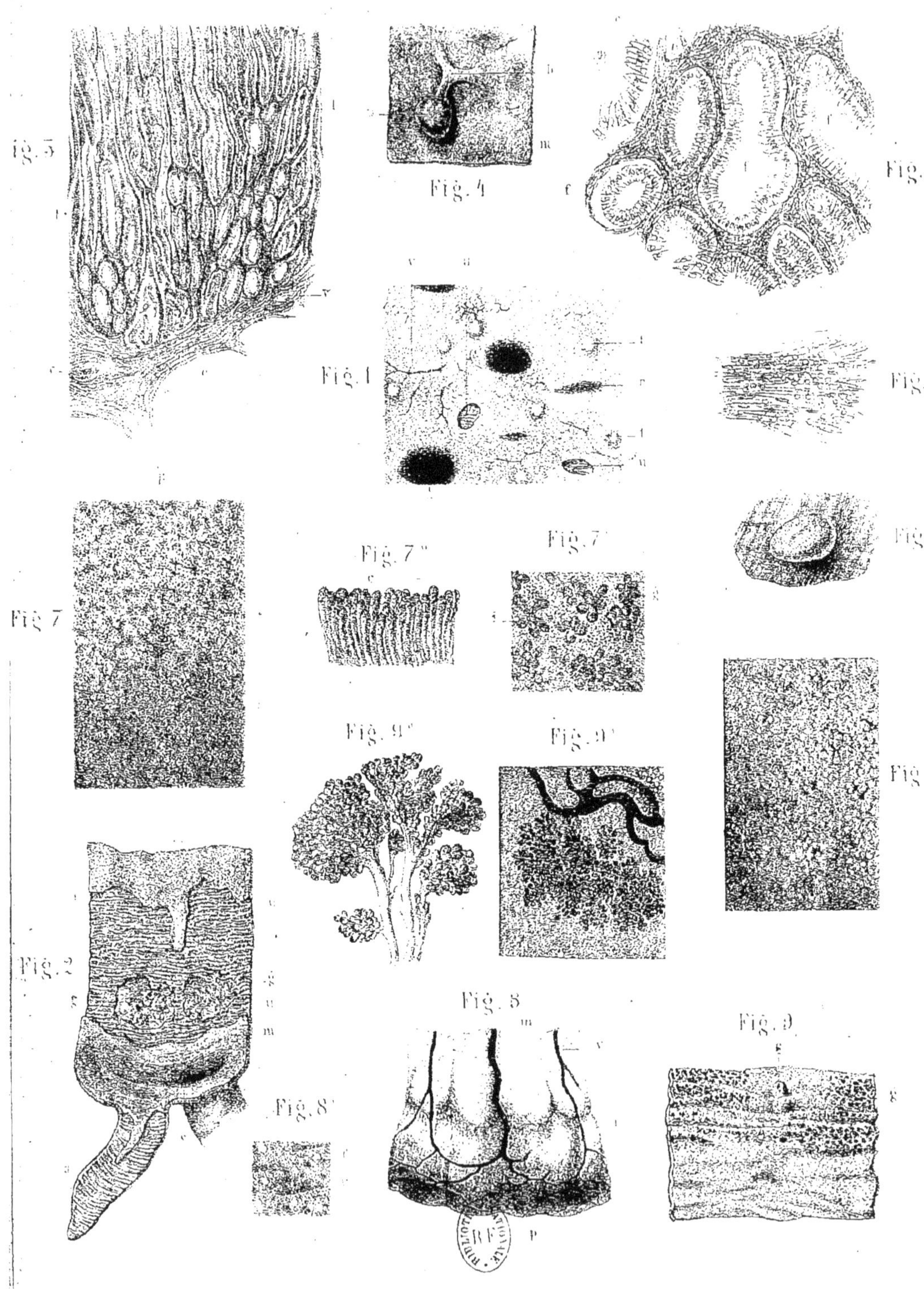
Fig. 5
Fig. 4
Fig. 1
Fig. 7
Fig. 7"
Fig. 7'
Fig. 9"
Fig. 9'
Fig. 2
Fig. 8'
Fig. 8
Fig. 9

PLANCHE 5

FIG. 1. — **Anthracose intestinale** (demi-nature). Face externe du gros intestin avec ses appendices graisseux *a* de couleur noirâtre; *g*, glandes lymphatiques offrant la même teinte.

FIG. 1'. — Appendice épiploïque présentant, surtout à ses sommets, des granulations noires résistant aux acides énergiques et aux alcalis (40 diam.).

FIG. 1''. — Face interne du gros intestin (gr. nat.), injectée et semée de points noirs au voisinage des follicules isolés *f*; *v*, vaisseaux.

FIG. 1'''. — Deux des précédents follicules (15 diam.) avec granulations noires à leur pourtour (poussières charbonneuses); *f*. follicule; *v*, réseau capillaire.

FIG. 1''''. — Le mésentère *m*, auquel est appendue une portion de l'intestin grêle *i*, coloré par des granulations noires plus ou moins inégales et anguleuses (charbon); *g*, glande lymphatique également altérée; *v*, vaisseau (demi nat.).

FIG. 2. — **Infarctus embolique du gros intestin** (demi-nature). Face interne d'une portion du côlon, où une plaque *h* légèrement saillante et brunâtre, formée de sang infiltré, constitue l'infarctus.

FIG. 3. — **Hémorrhagies scarlatineuses des intestins** (demi-nature). Face externe d'une portion de l'intestin grêle semée de taches hémorrhagiques sous-séreuses. Dans le mésentère correspondant, trois glandes lymphatiques tuméfiées (bubons scarlatineux).

FIG. 4. — Même malade. Face interne d'une portion du côlon parsemée de points ou de taches hémorrhagiques, situées à la surface ou dans l'épaisseur de la membrane muqueuse.

FIG. 5. — **Carcinome mélanique du péritoine** (demi-nature). Portion de mésentère *p* et d'intestin *a*, chargée de masses mélaniques *m m*.

FIG. 5'. — Cellules fusiformes, dont les noyaux surtout sont infiltrés de granulations pigmentaires noires; noyaux et granulations libres.

PLANCHE 6

FIG. 1. — **Péritonite tuberculeuse** (demi-nature). Portion de mésentère *m* et deux anses intestinales *ii* accolées entre elles et au péritoine à l'aide de fausses membranes *f*; *tt*, granulations miliaires tuberculeuses disséminées à la surface de ces parties dans la toile péritonéale; *e*, taches hématiques.

FIG. 1'. — Coupe perpendiculaire de l'une des granulations ci-dessus (250 diam.); trame fibreuse, noyaux et petites cellules sphériques composant cette granulation. Ces éléments, d'abord compris dans des espaces fusiformes, sont plus loin agglomérés, *c*; vers le centre *p*, ils sont granuleux.

FIG. 2. — **Carcinome colloïde du péritoine** (demi-nature). Portion d'épiploon *m*, avec tumeurs colloïdes déprimées à leur centre *cc*; *v*, vaisseau.

FIG. 2'. — Coupe microscopique de l'une de ces tumeurs (250 diam.); *f*, trame fibreuse formant des cloisons qui circonscrivent des alvéoles *a*, dans lesquelles se trouvent renfermées des cellules colloïdes, granuleuses ou vésiculeuses, des noyaux libres et des granulations moléculaires.

FIG. 3. — **Lipôme péritonéal** (grand. natur.). Cette tumeur a été trouvée libre dans la cavité du petit bassin.

FIG. 4. — **Stéatose du pancréas** (demi-nature). L'organe entier incisé près de sa petite extrémité afin de montrer la teinte jaune de son tissu *s*; *d*, tête du pancréas; *a*, artère pancréatique.

FIG. 4'. — Culs-de-sac de l'un des acini de cette glande, contenant d'abondantes granulations graisseuses. Un certain nombre d'épithéliums ont paru détruits.

FIG. 4''. — **Infiltration adipeuse du pancréas**. Cellules adipeuses *c*, offrant dans leur intérieur des cristaux irradiés de margarine (140 diam.); *c'* cristaux isolés et disposés en éventail.

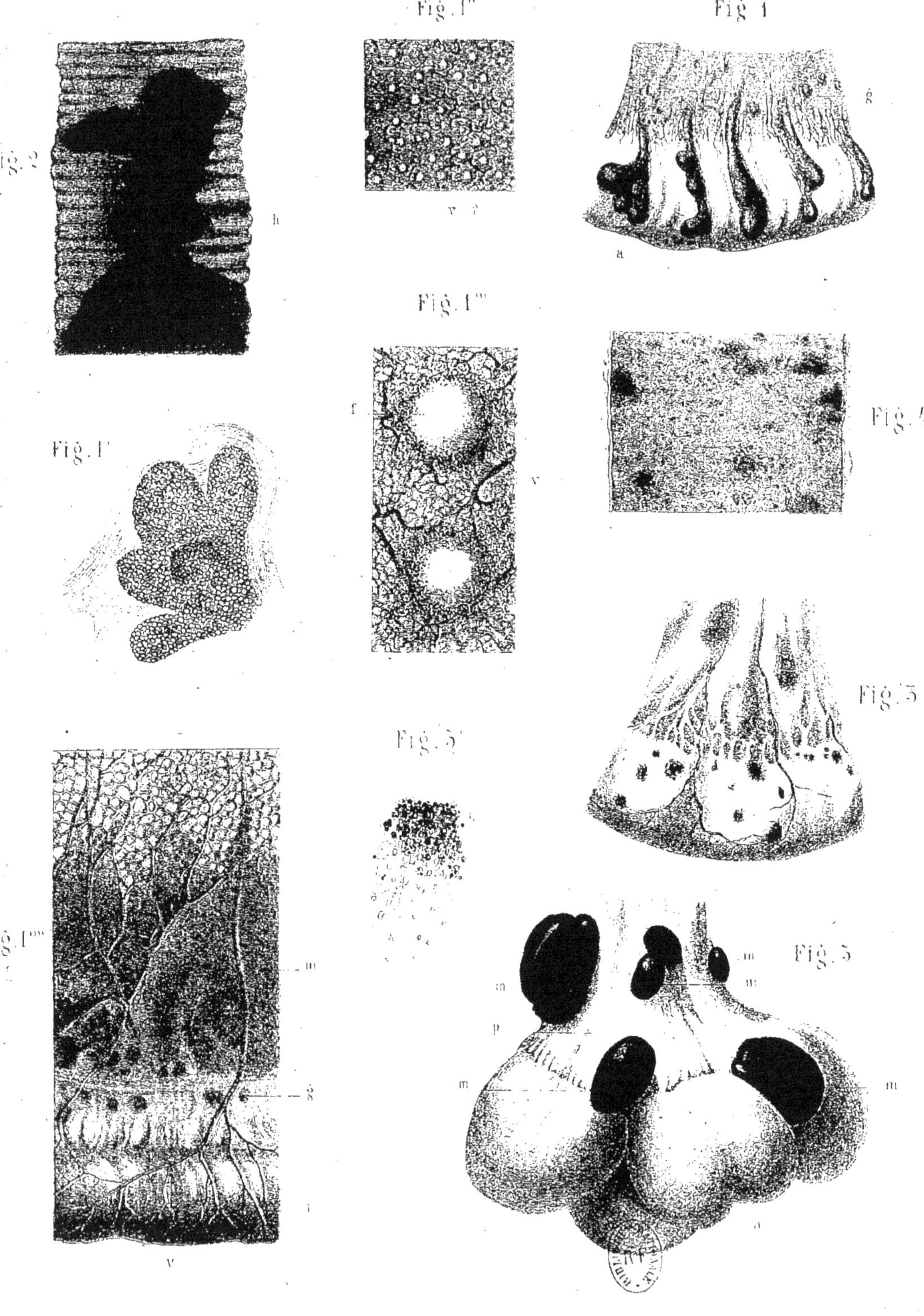

Fig. 1''
Fig. 1
g
ig. 2
h
v
a
Fig. 1'''
f
v
Fig. 4
Fig. 1'
Fig. 3
Fig. 3'
g. 1''''
m
g
i
v
m
m
Fig. 5
m
p
m
m
a

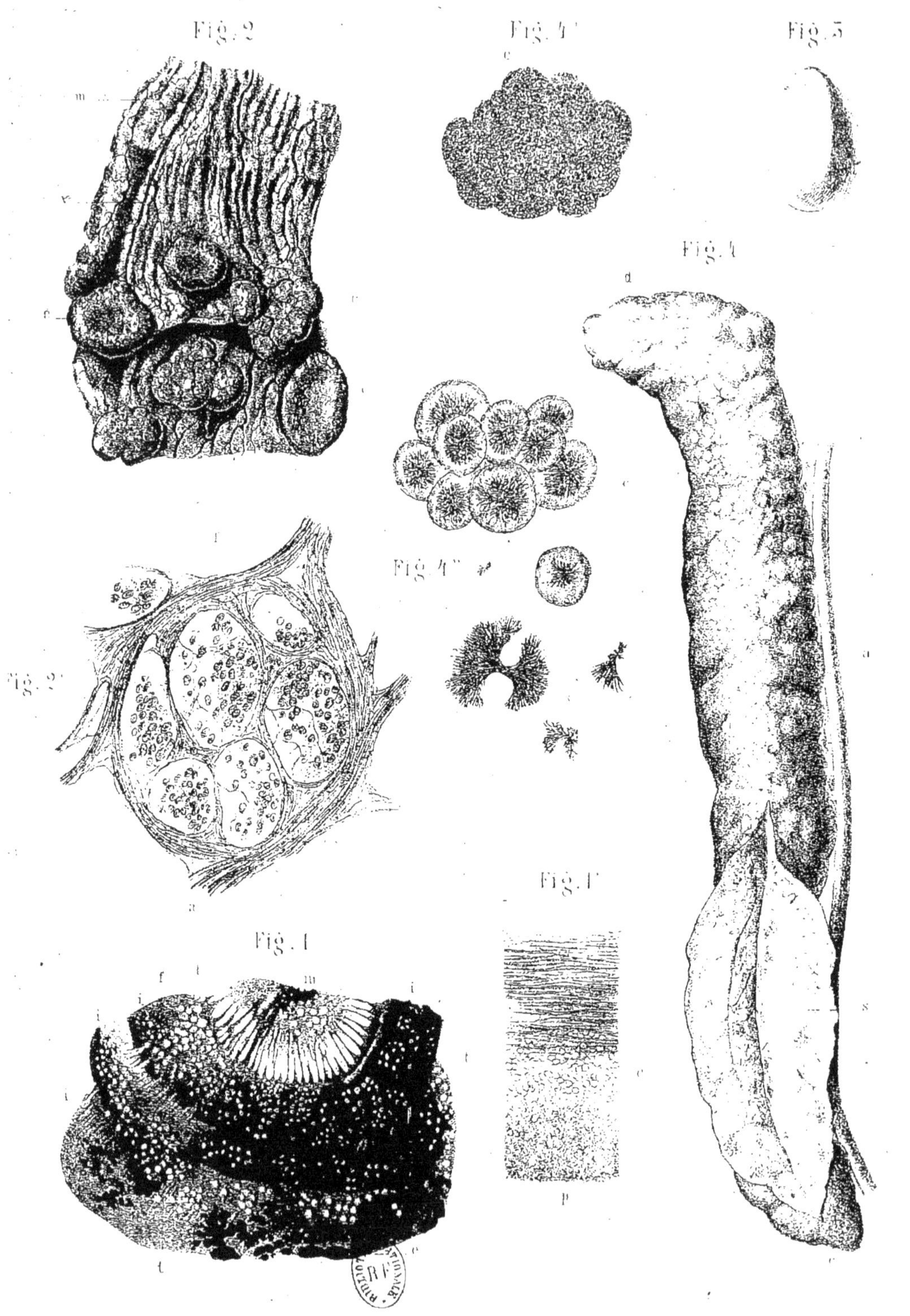
Fig. 2
Fig. 4'
Fig. 3
Fig. 4
Fig. 4''
Fig. 2'
Fig. 1'
Fig. 1

PLANCHE 7

FIG. 1. — **Hépatite proliférative alcoolique. Cirrhose alcoolique** (tiers de nature). Le foie entier, altéré dans toute son étendue, est injecté et semé de grains jaunâtres qui lui donnent une physionomie spéciale ; *v*, vésicule ; *l*, ligament suspenseur.

FIG. 1'. — Surface de section du même organe (grand. natur.). Des granulations semblables à celles de la face convexe sont séparées par une substance conjonctive grisâtre ; *v*, vaisseau.

FIG. 1''. — Coupe microscopique du même foie (40 diam., état frais). Les lobules sont circonscrits par un tissu fibreux abondant et parcouru de nombreux vaisseaux ; *vv*, veines lobulaires centrales.

FIG. 1'''. — La même coupe (250 diam.). Trois lobules séparés par une trame fibreuse, abondante et très-épaissie. Dans cette trame, de jeunes éléments nucléaires et cellulaires. Les cellules hépatiques contiennent des granulations graisseuses et pigmentaires.

FIG. 2. — **Hépatite proliférative alcoolique** (grand. natur.). Portion de foie dont la face convexe est inégale et granulée. Les granulations sont circonscrites par une substance conjonctive, grisâtre, élastique et très-résistante.

FIG. 3. — **Cirrhose alcoolique avancée.** Coupe microscopique de plusieurs lobules hépatiques (40 diam.). Ces lobules, étouffés par l'accroissement de la trame fibreuse, sont atrophiés ou presque totalement détruits. Les cellules hépatiques renferment de nombreuses granulations graisseuses. Un degré de plus et il ne restait du foie que le squelette ; *l*, lobule considérablement réduit ; *p*, une des parties qu'en a séparées la trame fibreuse ; *v*, veine centrale.

FIG. 4. — **Hépatite proliférative paludéenne. Cirrhose paludéenne** (grand. natur.). Portion de foie dont la face convexe et deux surfaces de section sont dessinées. Ces surfaces, riches en couleur, sont lisses, et cependant des groupes de lobules apparaissent nettement séparés par un épaississement de la trame conjonctive.

FIG. 4'. — Dessin microscopique (80 diam.) de la circonférence d'un lobule. *a*, trame conjonctive épaissie par des noyaux et des cellules de nouvelle formation ; *b*, cellules hépatiques pigmentées.

FIG. 4''. — Portion de la muqueuse de l'intestin grêle du même malade, semée de points noirs, dus à la pigmentation des villosités et des glandules.

FIG. 5. — **Hépatite syphilitique congénitale** (grand. natur.). Portion de foie ferme, indurée, semée de taches grisâtres et de granulations miliaires.

PLANCHE 8

Fig. 1. — **Hépatite gommeuse syphilitique** (demi-nature). Portion de foie dont la face convexe *d* et une surface de section *s* sont dessinées; *gg*, tumeurs gommeuses saillantes au niveau de la face libre, circonscrites profondément et séparées par une gangue fibreuse, vasculaire, qui leur forme une sorte de zone et sert à leur résorption.

Fig. 2. — **Hépatite suppurative** (demi-nature). Surface de section d'une portion de foie abcédé; *aa*, cavités purulentes (abcès), limitées par un tissu fibreux de teinte grisâtre ou jaunâtre. Le fond de ces cavités est inégal et aréolaire. Le tissu hépatique à leur voisinage est mou, jaunâtre et injecté; *v*, vaisseau.

Fig. 2'. — Globules purulents et cellules hépatiques provenant du foyer ci-dessus.

Fig. 3. — **Atrophie aiguë du foie. Hépatite exsudative.** Coupe d'un lobule du foie, au niveau de la veine centrale; les granulations moléculaires et pigmentaires proviennent de la destruction des cellules hépatiques.

Fig. 4. — **Carcinome primitif du foie** (un tiers de nature). L'organe entier est parsemé de masses marronnées, déprimées et d'un blanc jaunâtre à leur centre, rosées ou rougeâtres à leur circonférence. Le parenchyme hépatique, interposé à ces masses, est partout plus injecté et plus mou qu'à l'état normal. Les cellules du foie contiennent des granulations graisseuses.

Fig. 4'. — Surface de section du même organe (grand. natur.); *m*, masses cancéreuses; *t*, tissu hépatique.

Fig. 4''. — Coupe microscopique de l'une des tumeurs ci-dessus; *f*, trame fibreuse formant des alvéoles au sein desquelles sont contenues de grosses cellules ovales ou sphériques, et en possession d'un noyau volumineux.

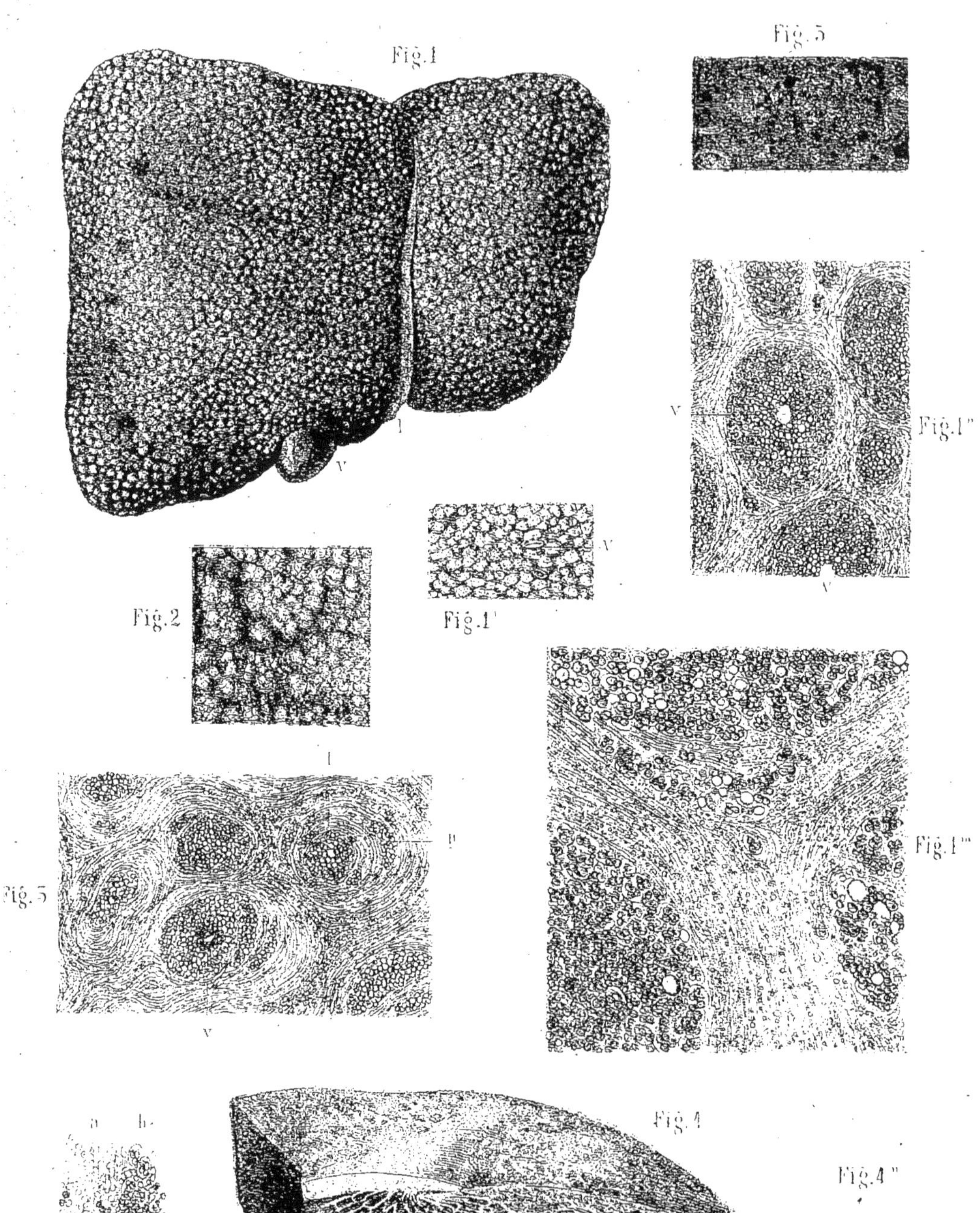
Fig. 1
l
v
Fig. 3
Fig. 1''
v
v
Fig. 1'
v
Fig. 2
l
p
Fig. 3
v
Fig. 1'''
Fig. 4
a
b
Fig. 4'
Fig. 4''

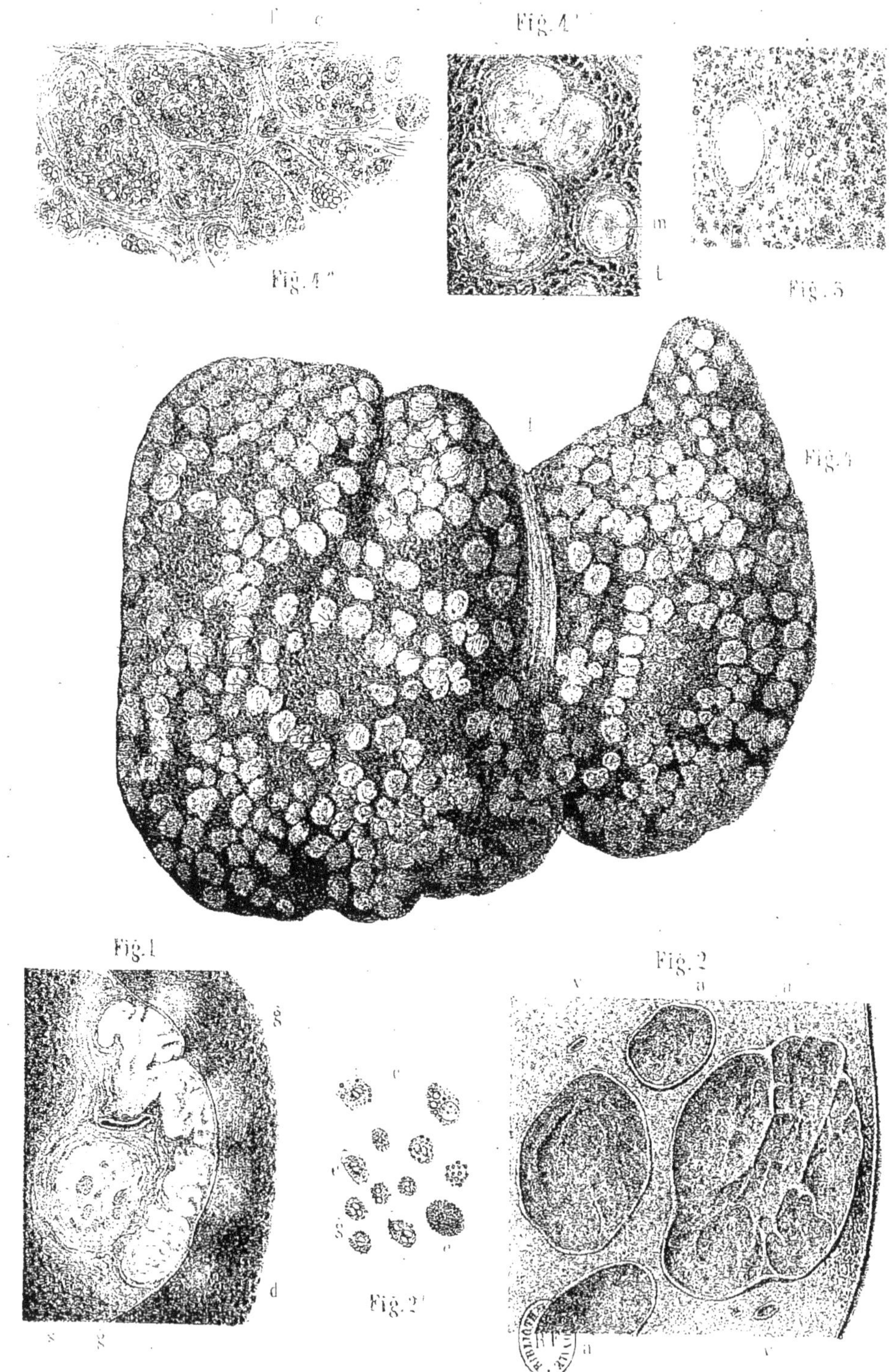
Fig. 4'
Fig. 4''
Fig. 5
Fig. 3
Fig. 1
Fig. 2
Fig. 2'

PLANCHE 9

FIG. 1. — **Tuberculose hépatique.** Coupe microscopique d'un foie atteint de granulations miliaires disséminées (25 diam.) ; *tt*, deux granulations développées dans le tissu conjonctif interstitiel ; *vv*, veines intralobulaires.

FIG. 1'. — La même préparation (140 diam.); *cc*, cellules hépatiques granuleuses ; *e*, noyaux et petites cellules sphériques composant la granulation tuberculeuse ; *vv*, vaisseaux.

FIG. 2. — **Épithéliome cylindrique secondaire du foie.** Coupe microscopique (40 diam.); *v*, veine intralobulaire ; *p*, trame fibreuse épaissie à la périphérie du lobule ; les points gris sont envahis par l'épithéliome, la partie centrale rosée est constituée par le tissu hépatique.

FIG. 2'. — La préparation ci-dessus (180 diam.); *c*, cellules hépatiques comprimées et aplaties par les masses épithéliales du voisinage ; *ee*, ces masses composées de tubes analogues à des tubes glandulaires avec cette différence toutefois que les épithéliums sont ici directement insérés sur la trame conjonctive.

FIG. 2''. — L'un de ces tubes (400 diam.).

FIG. 3. — **Carcinome mélanique du foie** (tiers de nature). Le foie entier, parsemé de taches ardoisées à peine saillantes ou petites tumeurs mélaniques ; *l*, ligament suspenseur.

FIG. 3'. — Coupe d'un lobule du foie précédent destinée à montrer les parties envahies par la mélanose (25 diam.) ; *v*, veine intralobulaire.

FIG. 3''. — A, portion de ce même lobule (260 diam.); *v*, veine centrale avec cellules remplies de granulations pigmentaires à son voisinage ; plus loin, des cellules renfermant des granulations graisseuses. — B, cellules isolées avec granules de pigment.

PLANCHE 10

FIG. 1. — **Adénome hépatique** (grand. nat.). — A, portion de la surface du foie; — B, section du même organe perpendiculaire à sa face convexe; *qq*, masses nodulaires circonscrites par la trame fibreuse épaissie et constituées par des cellules hépatiques hypertrophiées.

FIG. 1'. — Cellules hépatiques hypertrophiées provenant du foie ci-dessus (450 diam.).

FIG. 2. — **Adénome hépatique** (trois quarts de nature). Portion de la face convexe *s* et surface de section du foie à droite du lobe de Spigel; cette surface est semée de petites tumeurs nodulaires *o*; *hh*, branches des veines sus-hépatiques partiellement obstruées; *c*, caillot remplissant presque tout le calibre d'une branche de la veine porte et constitué, de même que les caillots des veines sus-hépatiques, par des cellules hépatiques, de la fibrine et un tissu fibroïde.

FIG. 3. — **Altération du foie consécutive à l'obstruction des voies biliaires par un carcinome de la tête du pancréas** (tiers de nature); *v*, la vésicule hépatique; *p*, le pancréas; *e*, l'estomac; *i*, l'intestin; *g*, l'ampoule de Vater; *cc*, canal pancréatique dilaté avec parois indurées; *l*, canal cholédoque; *a*, artère hépatique; *x*, veine cave; *y*, veine porte; *m*, masses cancéreuses disséminées dans le foie.

FIG. 3'. — Coupe microscopique du foie ci-dessus (30 diam.); *v*, veine intralobulaire; *d*, blocs de matière colorante rouge déposée à la périphérie des lobules sur le trajet des canaux hépatiques. Infiltration de matière colorante verte à l'intérieur du lobule.

FIG. 3''. — *d*, matière colorante orangée et petits calculs (140 diam.); *c*, cellules hépatiques renfermant un pigment verdâtre abondant.

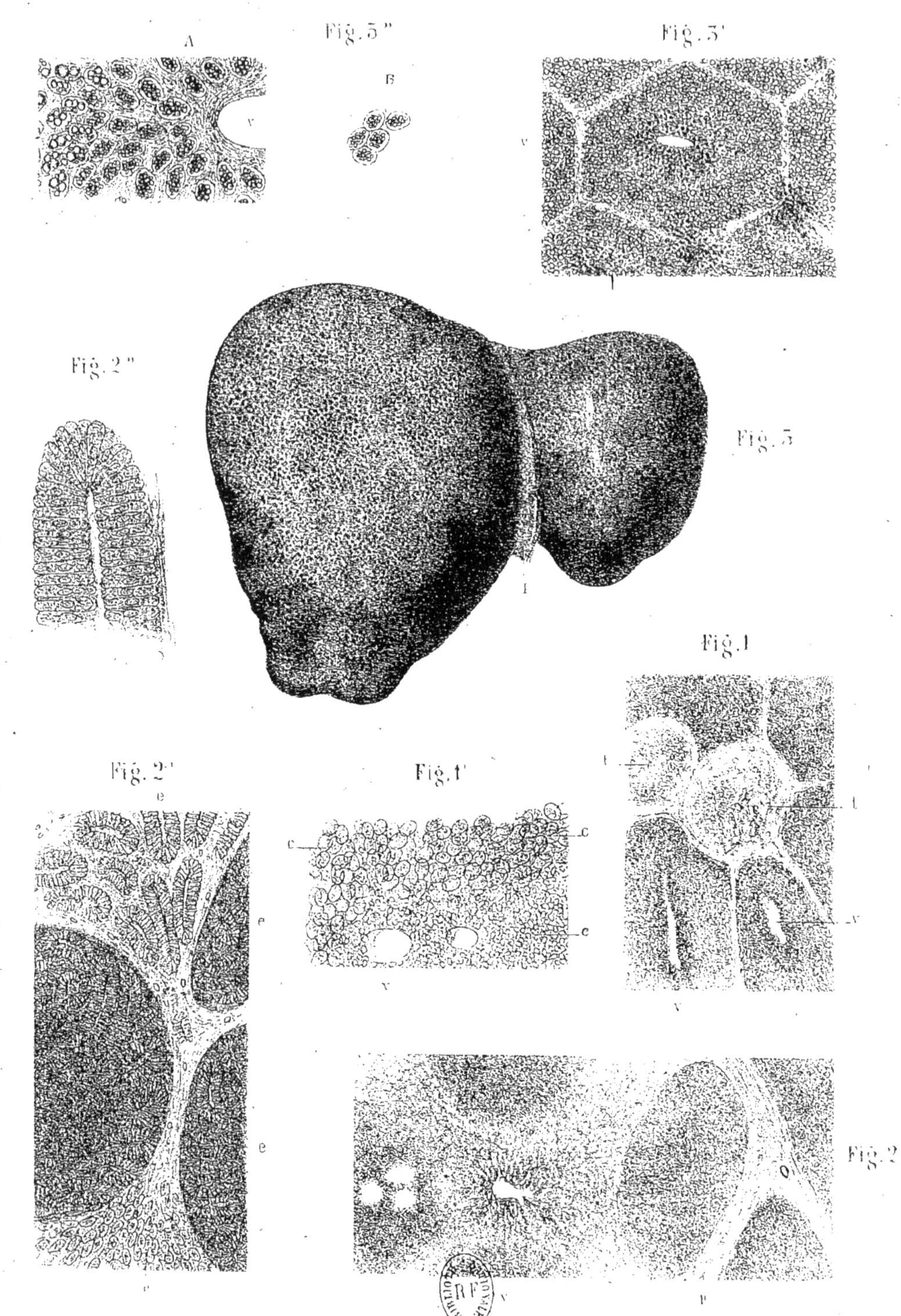

Fig. 3''
A
B
Fig. 3'
Fig. 2''
Fig. 3
Fig. 1
Fig. 2'
Fig. 1'
Fig. 2

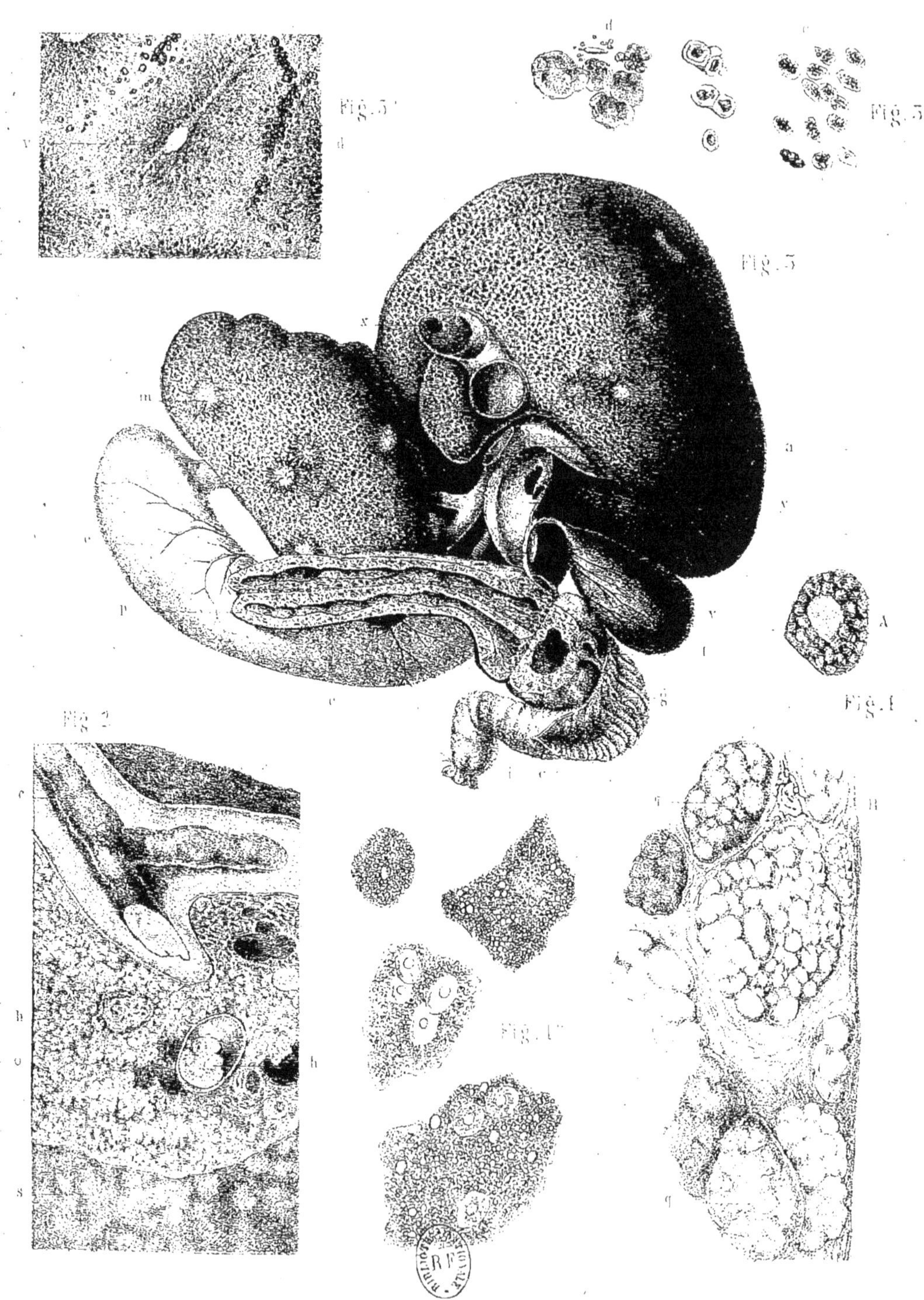
Fig. 5'
Fig. 3
Fig. 5
Fig. 1
Fig. 2
Fig. 1'

PLANCHE 11

FIG. 1. — **Adénome hépatique.** — A, portion de foie, face convexe et surface de section, injectée et semée de petits nodules jaunâtres (grand. nat.). — B, cellules hypertrophiées constituant ces nodules ; *n*, cristaux de matière colorante biliaire (450 diam.).

FIG. 2. — **Dégénérescence amyloïde du foie** (tiers de nature). — A, le foie tout entier, de coloration jaune d'ocre, sale, tacheté de rouge avec deux grandes taches couleur lie de vin, est augmenté de volume, surtout dans son diamètre vertical, ce qui le distingue, au point de vue de la forme, du foie gras des buveurs. — B, cellules hépatiques isolées, infiltrées de substance amyloïde.

FIG. 2'. — Portion du foie précédent (demi-nature) ; *s*, face convexe ; *o*, surface de section passant par une des taches lie de vin.

FIG. 2''. — Coupe microscopique du même foie au niveau de l'une de ces taches (350 diam.); *a*, paroi artérielle dans l'épaisseur de laquelle la substance grisâtre, transparente, dite amyloïde, forme de petites masses distinctes; *c*, cellules hépatiques infiltrées de cette même substance et plus ou moins volumineuses.

FIG. 3. — **Dégénérescence amyloïde du foie** (grand. nat.). Face convexe et surface de section. Le tissu hépatique est semé de petits points grisâtres analogues à des grains de sagou.

FIG. 3'. — Coupe microscopique du même foie (60 diam.) colorée par la solution aqueuse d'iode; *a*, artère dont les parois sont épaissies et atteintes par la dégénérescence.

PLANCHE 12

Fig. 1. — **Stéatose hépatique liée à la grossesse.** — A, coupe microscopique d'un lobule hépatique (350 diam.); *v*, veine intralobulaire; *c*, cellules avec granulations graisseuses plus abondantes qu'à l'état normal; — B, cellules isolées (350 diamètres).

Fig. 2. — **Stéatose hépatique dans un cas de scarlatine** (25 diam.); *v*, veine intralobulaire; *g*, stéatose à la périphérie des lobules. — Les cellules du foie sont en ce point infiltrées de granulations graisseuses.

Fig. 3. — **Stéatose du foie produite par le phosphore.** Portion de la face convexe et section du foie d'un malade mort empoisonné par les allumettes chimiques. Cet organe, d'une consistance assez normale, présente une teinte jaune sale.

Fig. 3'. — A, coupe microscopique du même foie (30 diam.). L'altération occupe toute l'épaisseur des lobules. — B, cellules provenant d'un foie moins altéré et infiltrées de fines granulations graisseuses (400 diam.).

Fig. 4. — **Stéatose alcoolique du foie** (tiers de nature). Le foie entier d'une teinte jaune foncé, plus prononcée dans le petit lobe; cet organe, légèrement lobulé et inégal à sa face convexe, offre une grande épaisseur, ce qui lui donne une apparence cubique. *c*, veine cave; *y*, surface de section du grand lobe (gr. nat.); *z*, surface de section du petit lobe (gr. nat.).

Fig. 4'. — Coupe microscopique (200 diam.) vue à la périphérie d'un lobule; *f*, trame fibreuse épaissie; *e*, cellules hépatiques contenant des granulations et des gouttelettes graisseuses.

Fig. 5. — **Stéatose du foie chez un buveur atteint d'intoxication palustre.** — A, coupe microscopique d'un lobule du foie (50 diam.). Des gouttelettes graisseuses très-grosses se voient même à ce faible grossissement. — B, cellules provenant du même lobule et contenant de grosses gouttes de graisse. Granulations libres (200 diam.).

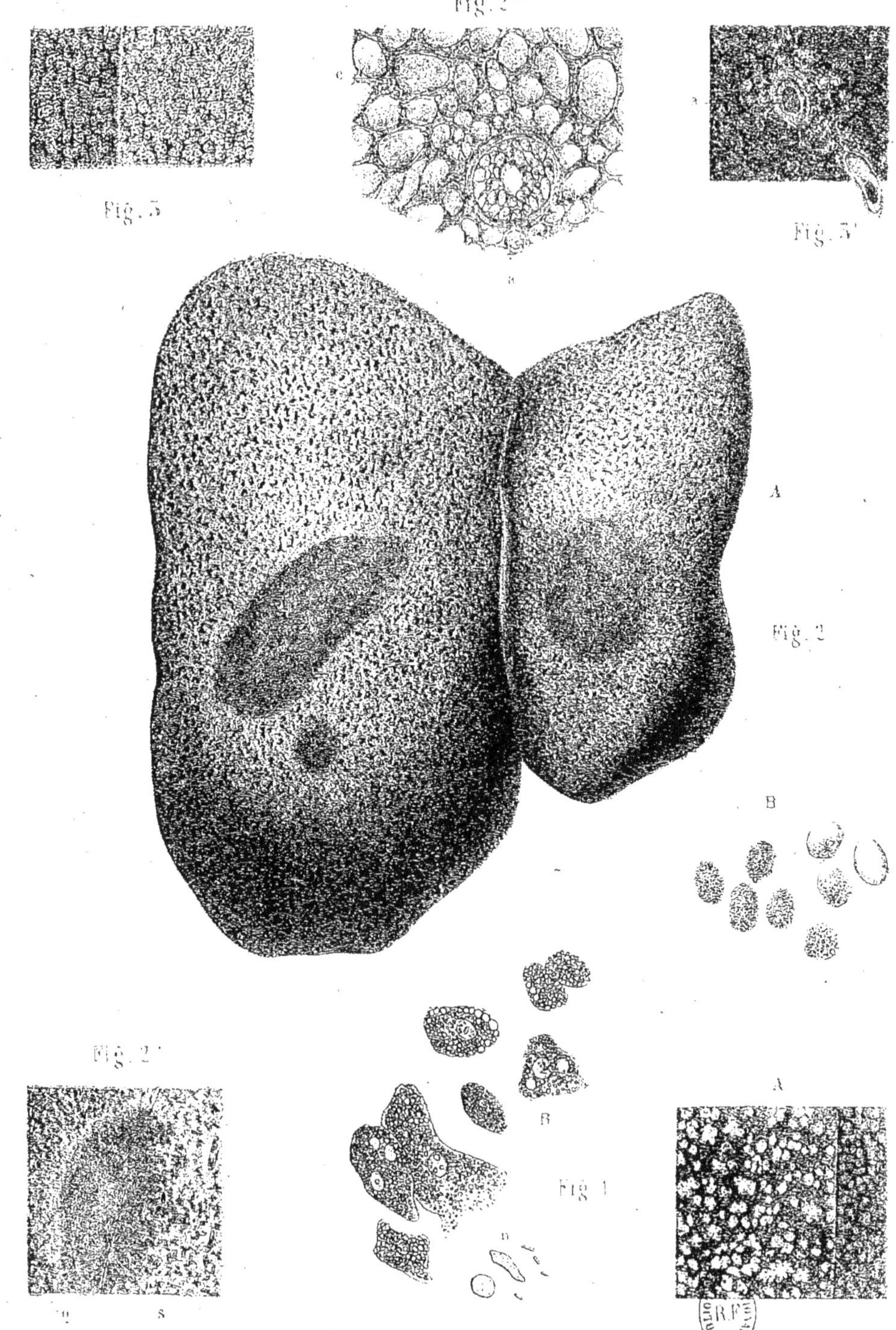
Fig. 2''
Fig. 3
Fig. 3'
A
Fig. 2
B
Fig. 2'
B
Fig. 1
A

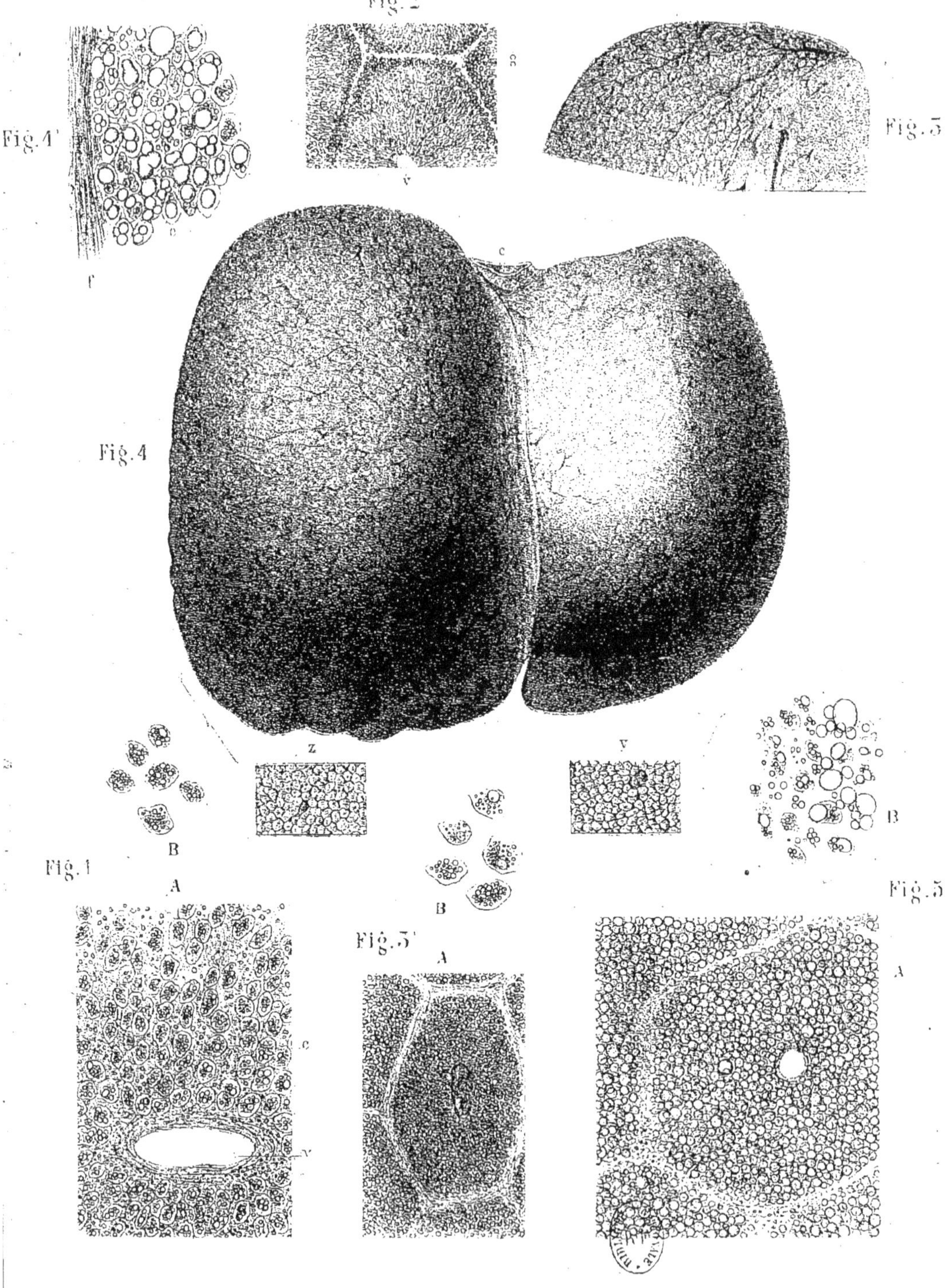

Préparations par Lancereaux

PLANCHE 13

FIG. 1. — **Hypérémie stasique du foie** (grand. nat.). Portion de la surface de section du foie d'un malade affecté d'une dilatation du cœur droit. L'organe est ferme, induré, semé de taches violacées ou brunes circonscrites par des parties jaunes, ce qui lui a valu la dénomination de *nutmeg liver*, foie noix muscade. Cette lésion, quoique secondaire, n'en est pas moins nettement caractérisée.

FIG. 1'. — Coupe microscopique d'un lobule du même organe (140 diam.); *v*, veine intralobulaire dilatée, ayant sa paroi épaissie. Les cellules hépatiques du voisinage sont petites, atrophiées, remplies de granulations moléculaires ou graisseuses ; la trame est un peu épaissie.

FIG. 2. — **Pigmentation brune du foie, mélanémie hépatique** (grand. nat.). Portion de foie tacheté de brun et de jaune, légèrement granulé, ferme et un peu induré.

FIG. 2'. — Cellules hépatiques provenant du même organe, remplies de granules pigmentaires (140 diam.) ; les cellules isolées sont au grossissement de 250 diamètres.

FIG. 3. — **Pigmentation noire du foie, mélanémie hépatique** (grand. nat.). Portion de foie dont le parenchyme, grisâtre, est semé de taches noires plus ou moins irrégulières.

FIG. 3'. — Dessin microscopique du même organe au voisinage de la veine intralobulaire *v*. — Les cellules hépatiques sont infiltrées de granules pigmentaires (140 diam.).

FIG. 4. — **Pigmentation noire et jaune du foie, mélanémie** (grand. nat.). Portion de foie induré, grisâtre, avec taches jaunes multiples.

FIG. 5. — **Pigmentation du foie occupant simplement le tissu connectif** (20 diam.). — Les grains de pigment sont disséminés dans des espaces fusiformes.

FIG. 5'. — Ce même pigment renfermé dans les cellules plasmatiques (200 diam.).

FIG. 6. — **Kystes séreux multiples du foie** (grand. nat.). Ces kystes, du volume d'un pois ou d'une cerise, sont pour la plupart situés à la périphérie de l'organe dans l'épaisseur d'une tumeur érectile. Vraisemblablement cette tumeur a été leur point de départ.

FIG. 7. — **Kyste hydatique du foie en voie de guérison** (demi-nature). Portion de foie offrant à sa face convexe une sorte de cicatrice fibreuse et plus profondément un kyste du volume d'un œuf rempli par un magma membraneux jaunâtre. Le contenu est coloré par la bile que déverse un conduit biliaire ouvert dans la cavité kystique.

FIG. 7'. — Crochets d'échinocoques, granulations graisseuses et petites masses de matière colorante provenant du kyste ci-dessus (250 diam.).

FIG. 8. — **Calcul biliaire.** Ce calcul a ulcéré la vésicule biliaire et donné lieu à la suppuration du parenchyme hépatique voisin. Quelques papilles hypertrophiées à la face interne de la vésicule (demi-nature).

PLANCHE 14

FIG. 1. — **Splénadénome leucémique** (demi-nature). La rate entière, augmentée de volume, parsemée de taches hémorrhagiques, de points blanchâtres, et pigmentée en noir à sa petite extrémité.

FIG. 2. — **Tuberculose splénique** (grand. nat.). Surface de section d'une portion de la rate avec granulations tuberculeuses miliaires disséminées. *a*, branche artérielle.

FIG. 3. — **Mélanose splénique.** A, rate entière (demi-nature), parsemée de taches noires, à peine saillantes, constituées par le dépôt de granules pigmentaires à l'intérieur de ses cellules. — B, cellules pigmentées (150 et 300 diam.).

FIG. 4. — **Dégénérescence amyloïde de la rate, leucomatose splénique** (trois quarts de nature). Section transversale de la rate à son extrémité supérieure. Une branche artérielle se voit au niveau de la surface de section parsemée de points grenus grisâtres transparents sur un fond violacé. Ces points grisâtres sont à l'œil nu caractéristiques de l'altération.

FIG. 4'. — Glomérule de Malpighi du même organe atteint par la dégénérescence et coloré par la solution d'iode (20 diam.).

FIG. 5. — **Hypertrophie des glomérules de la rate dans un cas de scarlatine.** Surface de section de la rate où se voient sous forme de grains miliaires les glomérules hypertrophiés (grand. nat.).

FIG. 6. — **Mélanémie splénique et altération des glomérules de Malpighi.** (grand. nat.). Coupe et surface de la rate. Les glomérules hypertrophiés ressortent en blanc sur le fond pigmenté du parenchyme splénique.

FIG. 7. — **Mélanémie splénique.** A, coupe et surface d'une rate atteinte de cette altération (grand. nat.). La partie claire est la teinte résultant du lavage. — B, cellules de la rate contenant des granules de pigment (220 diam.).

FIG. 7'. — Coupe microscopique (34 diam.), montrant la disposition du pigment dans le voisinage des vaisseaux.

FIG. 8. — **Mélanémie splénique chez un buveur d'alcool** (grand. nat.). Coupe transversale et surface d'une rate pigmentée dans toute son épaisseur. La pigmentation de la surface se présente sous forme de points régulièrement disposés.

FIG. 9. — **Infarctus cunéiformes de la rate** (demi-nature). Coupe et surface d'une rate où se détachent en jaune clair deux de ces infarctus.

FIG. 9'. — Coupe microscopique de l'un de ces infarctus (34 diam.), semée de cristaux de matière colorante du sang.

FIG. 9''. — Ces mêmes cristaux et cellules de la rate commençant à régresser ; cellules allongées subissant le même processus (250 diam.).

FIG. 10. — **Embolie splénique** (demi-nature). La rate entière, dont l'une des branches artérielles ouverte laisse voir un embolus déjà ancien et adhérent à sa paroi ; la teinte jaune représente l'infarctus correspondant qui occupe toute la circonférence de l'organe. Plus haut se voit un infarctus semblable.

Fig. 2

Fig. 2'

Fig. 7

Fig. 8

Fig. 1'

Fig. 7

Fig. 1

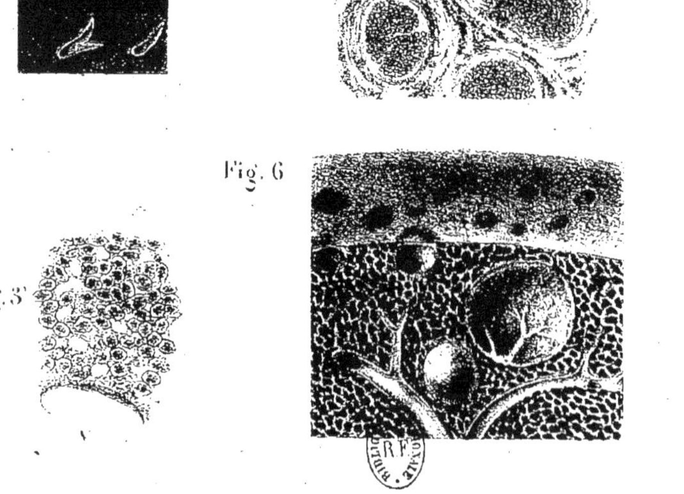

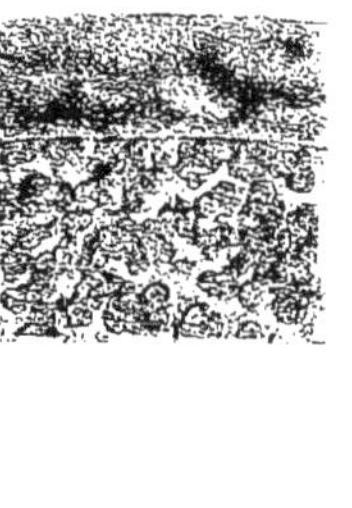

Fig. 4

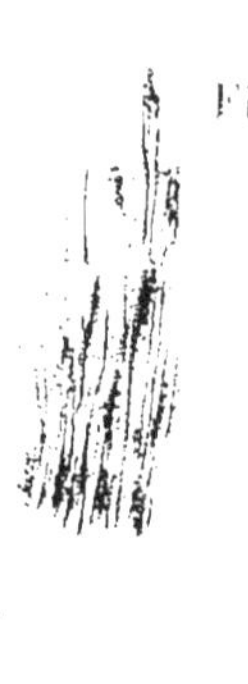

Fig. 5'

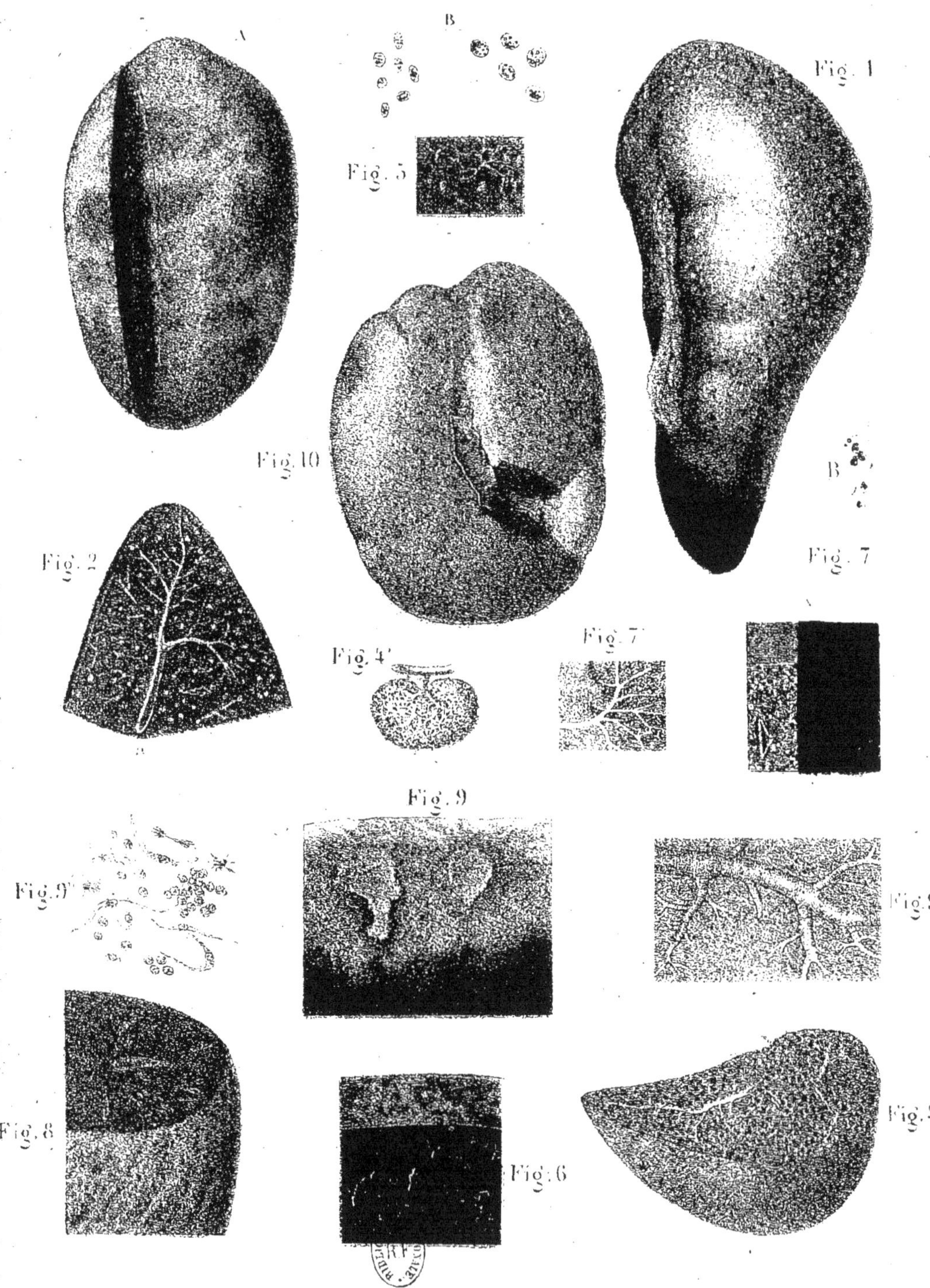
Fig. 3
A
B
Fig. 1
Fig. 5
Fig. 10
B
Fig. 2
Fig. 7
A
Fig. 7'
Fig. 4'
Fig. 9
Fig. 9'
Fig. 9
Fig. 8
Fig. 6
Fig. 4

PLANCHE 15

FIG. 1. — **Sclérose ganglionnaire chez un malade affecté antérieurement d'impaludisme** (12 diam.). De larges îlots de substance ganglionnaire sont séparés par des tractus épais formés d'un tissu fibreux presque tout entier de nouvelle formation.

FIG. 2. — **Sclérose ganglionnaire chez un buveur mort de cirrhose alcoolique** (250 diam.). Des tractus fibreux, plus nombreux et moins épais que dans la figure précédente, circonscrivent de petits îlots de cellules lymphatiques.

FIG. 3. — **Leucémie ganglionnaire, lymphadénomes leucémiques** (demi-nature). Masse ganglionnaire extraite de l'aisselle droite; *a*, tronc de l'artère axillaire et ses branches se distribuant aux glandes lymphatiques arrondies, volumineuses, hypertrophiées.

FIG. 3'. — Masse ganglionnaire mésentérique provenant du malade de la figure 3 (demi-nature). *a*, aorte; *p*, pancréas; *g*, glandes lymphatiques hypertrophiées.

FIG. 3''. — Coupe microscopique de l'une des glandes ci-dessus (150 diam.); *c*, vaisseau et squelette fibreux de l'une des glandes ci-dessus avec ses alvéoles remplies de cellules lymphatiques. L'altération consiste dans une hyperplasie avec hypertrophie des éléments de cette glande.

PLANCHE 16

Fig. 1. — **Thrombose de l'une des branches de l'artère splénique** (demi-nature). *a*, artère splénique ; *b*, l'une des extrémités du thrombus ; *i*, infarctus.

Fig. 2. — **Hypertrophie avec dégénérescence colloïde de la glande thyroïde. Goître** (demi-nature). *aa*, artères thyroïdiennes supérieures et inférieures se rendant aux deux lobes hypertrophiés de cette glande ; *t*, trachée.

Fig. 2'. — Surface de section de l'un de ces lobes (grand. nat.). Cette surface, lisse, un peu brillante, présente dans des espaces alvéolaires limités par un tissu fibreux des masses jaunâtres, comme gélatineuses.

Fig. 2''. — Coupe microscopique du même lobe (90 diam.). *a*, follicule tapissé de cellules épithéliales non altérées ; *cc*, follicules remplis et distendus par une masse hyaline et réfringente (colloïde). Un certain nombre de follicules présentent un état d'altération intermédiaire ; *f*, trame fibreuse inter-alvéolaire.

Fig. 2'''. — Cellules envahies à des degrés divers par la substance colloïde.

Fig. 3. — **Dégénérescence caséeuse des capsules surrénales dans un cas de maladie bronzée** (deux tiers de nature). Les plaques jaunes qui se voient sur la coupe de ces organes sont les parties altérées.

Fig. 4. — **Tuberculose de l'une des glandes lymphatiques des bronches** (demi-nature). Le tissu de cette glande est congestionné, violacé et infiltré de granulations tuberculeuses.

Fig. 5. — **Épithéliome secondaire d'une glande lymphatique du cou dans un cas d'épithéliome laryngien** (grand. nat.). La surface de section de cette glande, de teinte un peu jaunâtre, parsemée de points blancs et de nombreux vaisseaux sanguins, laisse échapper à la pression de petits grumeaux vermicelliformes composés d'éléments épithéliaux.

Fig. 5'. — A, coupe microscopique (35 diam.) de ce même ganglion ; des travées fibreuses circonscrivent des alvéoles remplies de cellules épithéliales. B, quelques-unes de ces cellules.

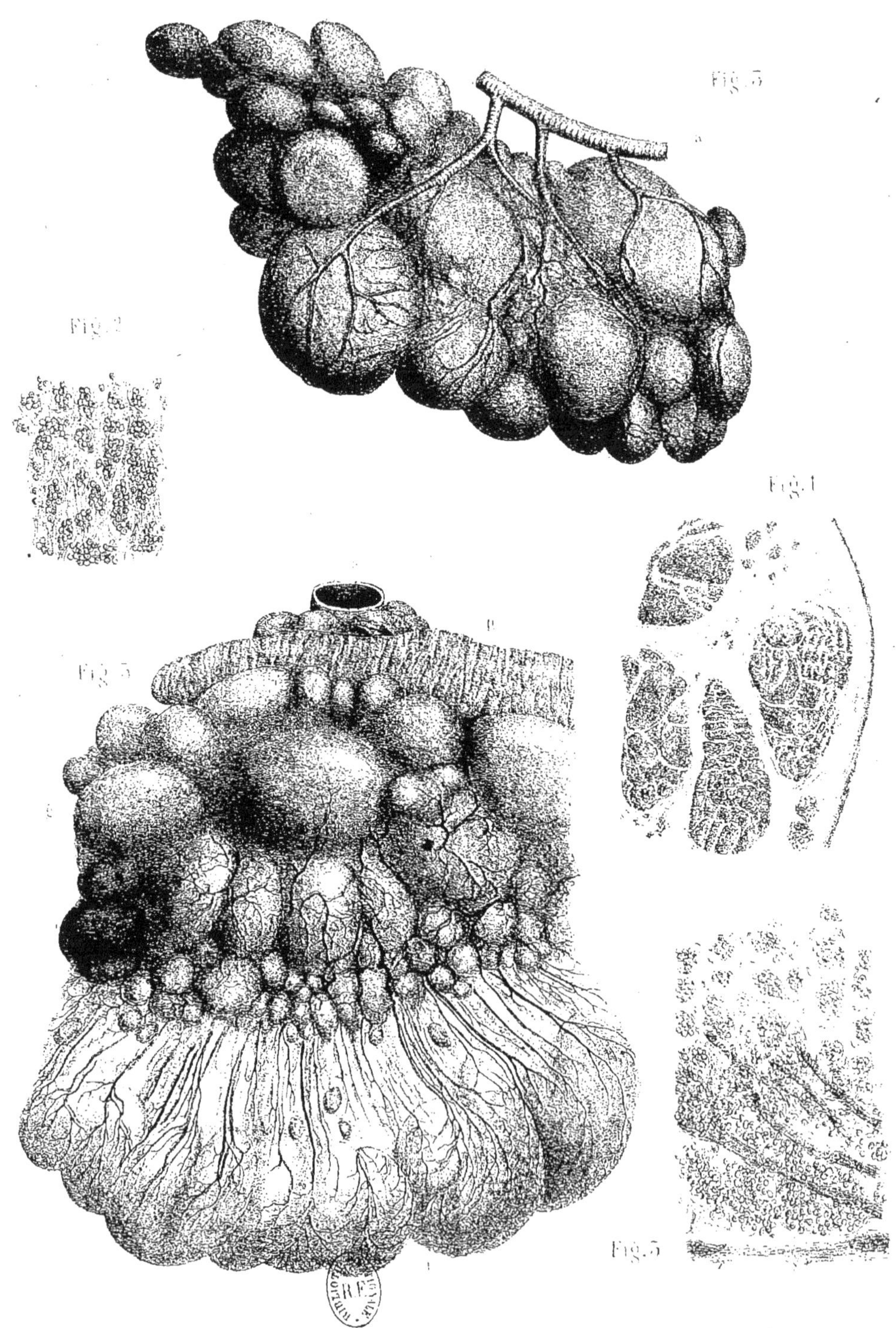
Fig. 3
Fig. 2
Fig. 1
Fig. 5
Fig. 5

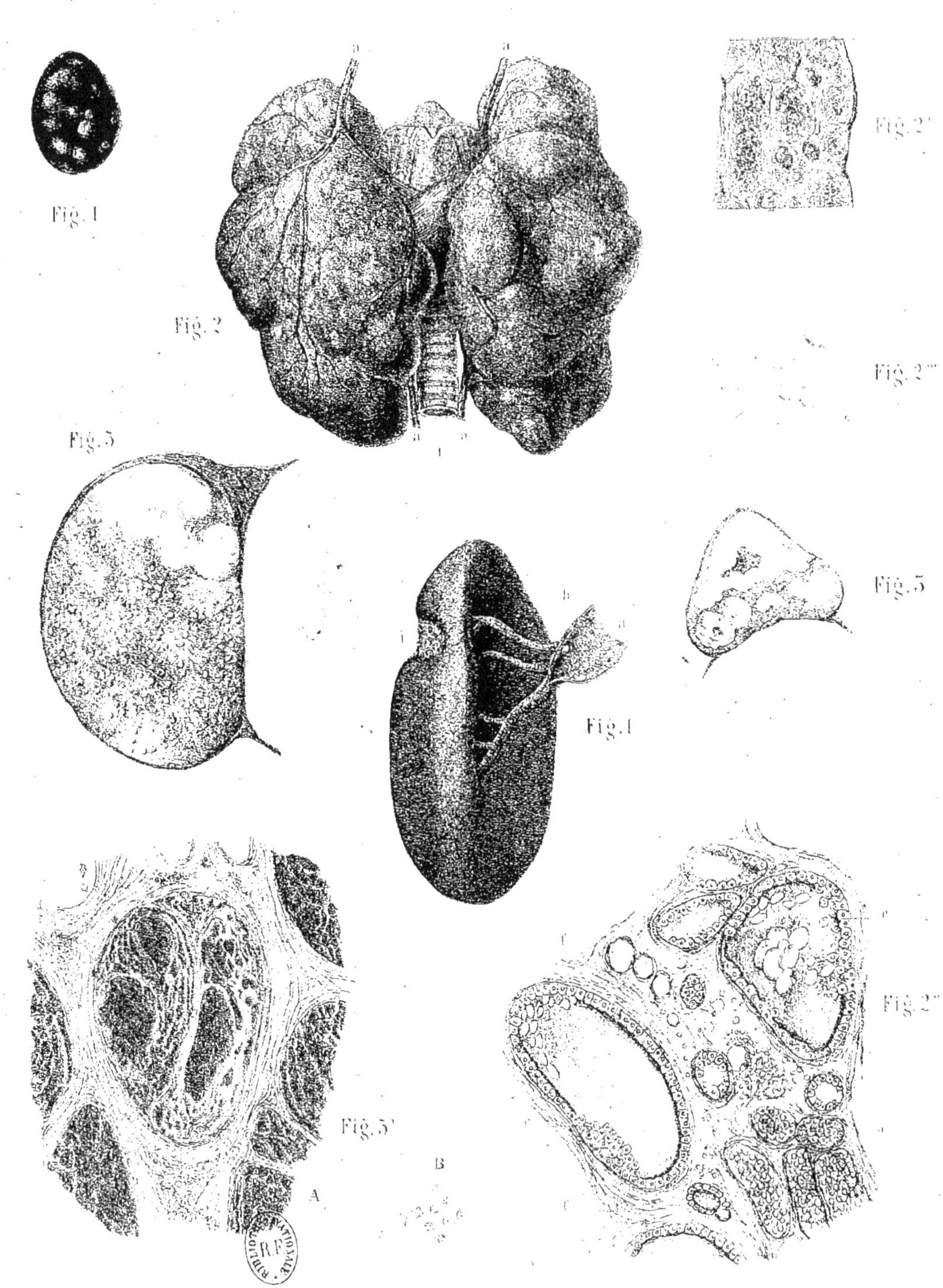
Fig. 1
Fig. 2
Fig. 2'
Fig. 2'''
Fig. 3
Fig. 4
Fig. 5
Fig. 3'
Fig. 2''
A
B

PLANCHE 17

Fig. 1. — **Leucémie.** — Vaisseau de la rétine présentant à son intérieur des globules rouges et de nombreux globules blancs. Ces derniers, plus volumineux, sont granulés et nucléolés, de dimensions fort variables (250 diam.).

Fig. 1′. — Le sang du cœur du même malade, composé de globules rouges et de globules blancs.

Fig. 2. — **Mélanémie.** Cristaux d'hématoïdine trouvés dans le sang du cœur d'un malade dont la plupart des viscères étaient pigmentés. Filaments fibrineux et globules rouges (250 diam.).

Fig. 3. — **Pustule maligne** (grand. nat.). Cette lésion, située à la partie latérale droite du cou, présente sur un fond saillant et rosé une pustule centrale brunâtre, entourée d'un cercle de pustules plus petites et jaunâtres.

Fig. 3′. — Le sang du cœur droit du même malade, où se voient des bactéridies immobiles, isolées ou groupées entre les globules rouges agglutinés (350 diam.).

Fig. 4. — **Phlébite proliférative des veines pulmonaires.** P, l'oreillette gauche au point où aboutissent les veines pulmonaires; *t*, veine saine ; *s*, veine pulmonaire en partie oblitérée par un tissu fibroïde parcouru de nombreux vaisseaux. *v*, *v*, *v*, orifices oblitérés des autres veines (demi-nature). — Q, section perpendiculaire à la racine des poumons des mêmes veines qu'obstruent des coagulums fibrineux dont l'un est déjà très-altéré (grand. nat.).

Fig. 5. — **Thrombose de la veine porte avec thrombus organisé** (demi-nature). Tronc de la veine porte et ses divisions. A l'intérieur de ce tronc un coagulum sanguin; dans les branches une sorte de gaîne creuse formée de tissu fibroïde, adhérant vers ses extrémités à la paroi veineuse ; *t*, tissu du foie.

Fig. 6. — **Phlébite de la veine fémorale** (demi-nature). La tunique interne de ce vaisseau est injectée et présente en *p* des points jaunâtres analogues à des pustules. Coagulums sanguins au-dessus et au-dessous; épaississement de la paroi veineuse.

Fig. 6′. — Coupe perpendiculaire de la paroi de cette veine au niveau de l'un des points indiqués. *a*, endothélium; *b*, jeunes cellules disposées dans des espaces alvéolaires (250 diam.).

Fig. 7. — **Epithéliome veineux secondaire.** A, veine iliaque externe à la surface interne de laquelle existe une nodosité cancéreuse circonscrite par une vive injection (demi-nature).— B, coupe perpendiculaire de la même veine altérée et obstruée ; *a*, tunique moyenne; *b*, tunique externe; *c*, tunique interne ; *d*, coagulum en partie fibrineux et en partie cancéreux (grand. nat.). C, artère correspondante dont la tunique externe seulement est altérée (grand. nat.).

Fig. 7′. — Coupe microscopique à la partie périphérique du coagulum. Substance fibrineuse granulée avec espaces comblés par des cellules épithéliales. Un cristal d'hématoïdine (250 diam.).

Fig. 7″. — Cellules sphériques, fusiformes ou étoilées, provenant de la paroi veineuse affectée par l'épithéliome. Quelques-unes de ces cellules sont en voie de multiplication (250 diamètres).

Fig. 8. — **Gangrène sèche dite sénile** (demi-nature). Le gros orteil du pied droit et l'artère dorsale de ce pied oblitérée par un coagulum sanguin.

PLANCHE 18

FIG. 1. — **Varices des veines ovariennes** (demi-nat.). Ces veines *a*, *a*, présentent des tumeurs multiples, arrondies, formées d'un coagulum central et de la paroi veineuse dilatée ; *bb*, coupe de ces tumeurs destinée à montrer la disposition concentrique des couches fibrineuses (grand. nat.) ; *o o*, ovaires ; *t*, museau de tanche partiellement fermé ; *cc*, grains jaunâtres disséminés à la surface des trompes et formés principalement de carbonate de chaux.

FIG. 2. — **Thrombose des deux veines fémorales** (demi-nature). L'un des coagulums *f* a été déplacé afin de montrer les moules de valvule qui existent sur son trajet.

FIG. 3. — **Embolie pulmonaire** (demi-nature). Le tronc et les deux branches de division de l'artère pulmonaire sont obstrués par des coagulums sanguins, les uns récents *n*, *o*, les autres plus anciens *m*, *m*.

FIG. 4. — **Embolie du cœur droit dans un cas de mort subite** (demi-nature). A, B, concrétions fibrineuses trouvées dans le cœur droit, et formées dans les veines, comme l'indiquent leur forme cylindrique et les empreintes valvulaires qu'elles présentent à l'une de leurs extrémités et sur leur trajet. La concrétion B est vue par ses deux faces.

FIG. 5. — Caillot fibrineux dans l'artère fémorale, cinq jours après la ligature de ce vaisseau (demi-nature).

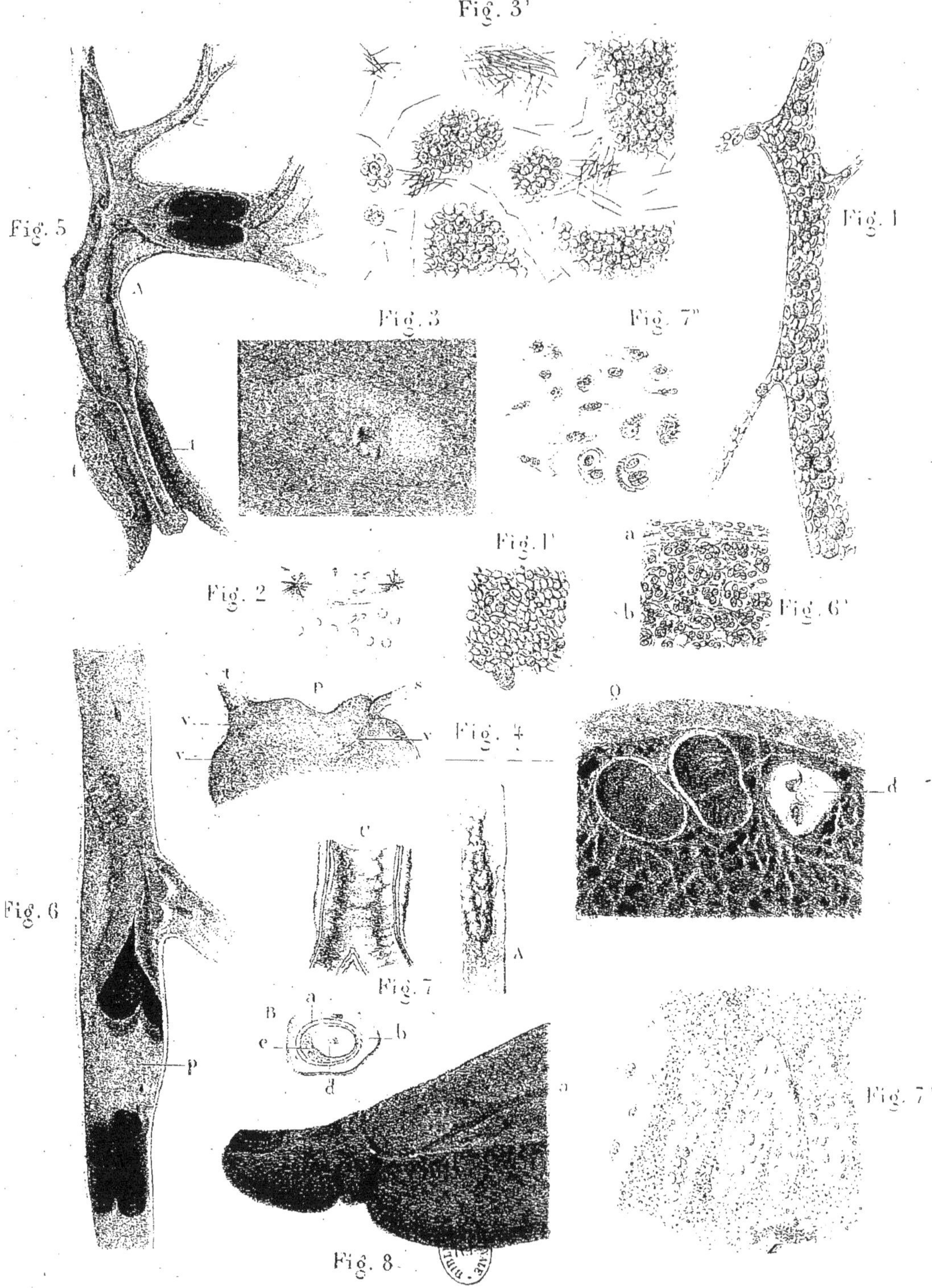

Préparations par E. Lancereaux

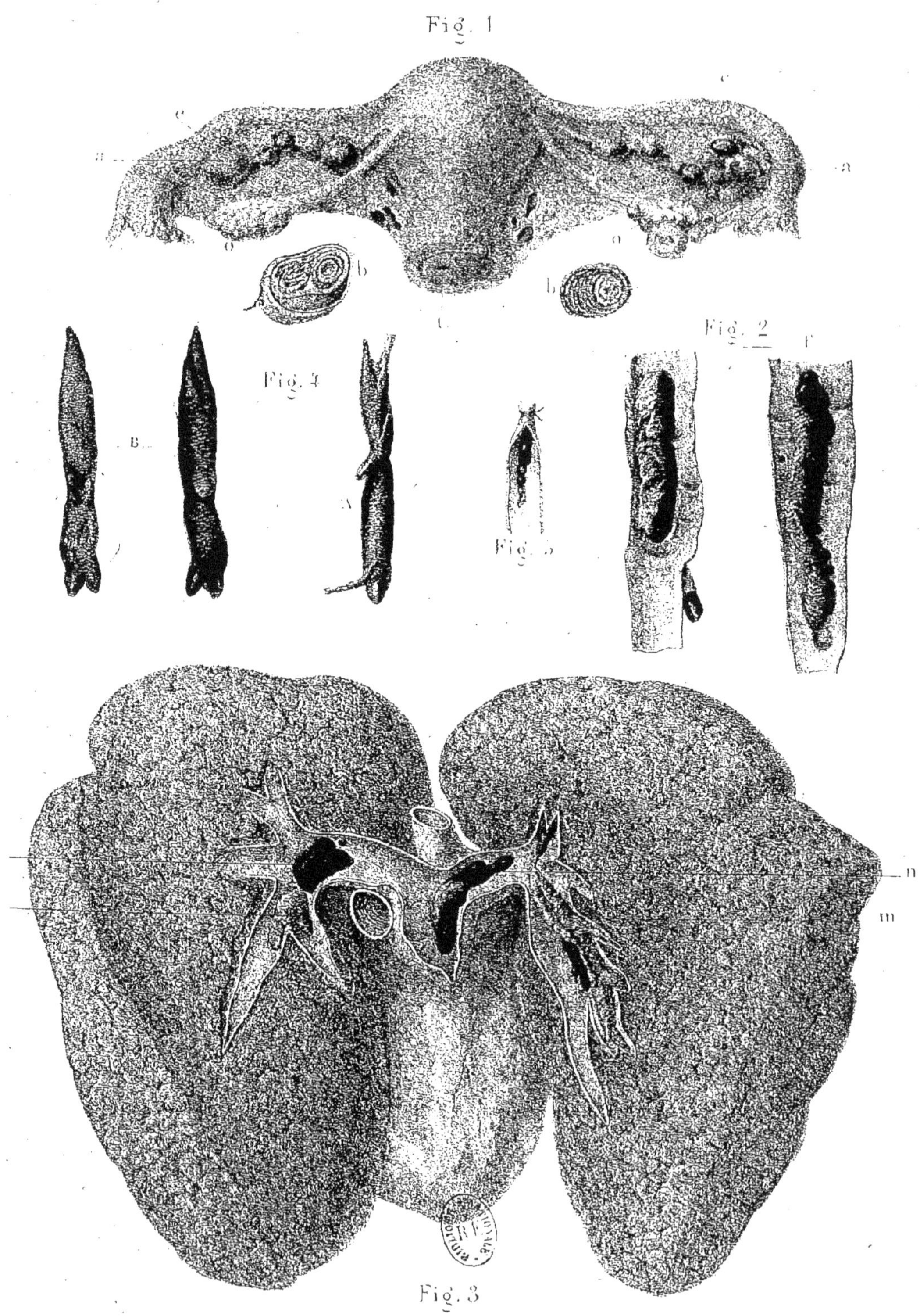
Fig. 1
Fig. 2
Fig. 4
Fig. 5
Fig. 3
a
b
o
c
n
m
B
A

PLANCHE 19

FIG. 1. — **Embolie pulmonaire** (demi-nature). Deux embolus arrêtés au niveau des éperons formés par les divisions de l'artère pulmonaire. Ces embolus déjà anciens, adhérents à la paroi du vaisseau, sont organisés à leur partie périphérique.

FIG 1'. — Coupe microscopique de l'un de ces embolus. La circonférence est occupée par un tissu fibroïde de nouvelle formation, dans les interstices duquel existent des grains d'hématine. Le centre ne présente que des granulations moléculaires et graisseuses dues à la transformation de la fibrine et des globules du sang.

FIG. 2. — **Embolie pulmonaire avec embolus organisé** (demi-nature). La branche droite de l'artère pulmonaire est en partie obstruée par un bouchon fibrineux *f*, organisé à sa circonférence, et qui plus loin se prolonge sous forme de cylindres creux *qq* se terminant par des adhérences à la paroi artérielle.

FIG. 2'. — A, branche gauche du même vaisseau (demi-nature); *pp*, ponts fibreux, situés au niveau des éperons des branches divisionnaires. Ces ponts ou brides accusent des concrétions emboliques anciennes et résorbées ; *a*, fausse membrane incisée pour montrer une branche artérielle sous-jacente oblitérée (grand. nat.) ; — B, coupe destinée à faire voir le prolongement *s* qui se détache de cette fausse membrane pour oblitérer la branche artérielle.

FIG. 3. — **Embolie pulmonaire.** Dessin microscopique d'un thrombus organisé ; cellules allongées fusiformes soudées par une matière amorphe; quelques-unes d'entre elles, distendues par des gouttelettes graisseuses, renferment des cristaux d'hématoïdine.

FIG. 4. — **Thrombose cardiaque** (demi-nature). Le cœur entier vu par sa face antérieure. A l'intérieur du ventricule droit, coagulum fibrineux enchevêtré dans les colonnes charnues, moulé sur les valvules de l'artère pulmonaire, dans laquelle il se prolonge. Semblable coagulum dans l'oreillette droite *o*, et dans l'aorte *a*.

FIG. 4'. — Filament fibrineux et leucocytes constituant le coagulum ventriculaire ci-dessus (300 diam.).

FIG. 5. — **Polypes cardiaques, kystes fibrineux ou thrombose partielle du ventricule gauche** (demi-nature). Coupe médiane du ventricule gauche ; *cc*, trois concrétions fibrineuses ramollies à leur centre, et situées dans l'angle formé par la cloison de la paroi antérieure. Deux concrétions plus petites existaient sur le point opposé.

PLANCHE 20

Fig. 1. — **Endocardite et anévrysme avec perforation des valvules aortiques** (demi-nature). Ces valvules sont dépolies et ramollies à leur face interne ; l'une d'elles présente deux orifices obstrués par des bouchons fibrineux. Un bouchon de même nature commence à se former sur la valvule voisine.

Fig. 2. — **Embolie cérébrale.** Une des branches de l'artère sylvienne oblitérée par un coagulum dont une partie longue de 7 millimètres se distingue par sa teinte pâle des coagulations accessoires développées postérieurement à ses deux extrémités (grand. nat.). *t*, tumeur pisiforme à la face externe de ce vaisseau.

Fig. 2'. — Branche plus petite de la même artère, également obstruée par un caillot fibrineux (grand. nat.).

Fig. 2''. — Circonvolution cérébrale alimentée par les vaisseaux ci-dessus (grand. nat.). Injection et pointillé hémorrhagique au pourtour d'un foyer de ramollissement rouge.

Fig. 3. — **Embolie splénique** (demi-nature). Rate entière, dont la portion correspondant à une branche artérielle oblitérée forme une zone brunâtre et saillante (premier degré de l'infarctus).

Fig. 3'. — Surface de section au niveau de la zone ci-dessus. Le parenchyme splénique est parsemé de taches hémorrhagiques.

Fig. 4. — **Embolie rénale** (demi-nature). Le rein entier, dont la surface présente de nombreux points hémorrhagiques et quelques cicatrices, suite d'embolie.

Fig. 4'. — Branche artérielle obstruée, correspondant à l'un des points cicatrisés (grand. nat.).

Fig. 5. — **Embolies capillaires de l'estomac** (grand. nat.). La face interne de la muqueuse de cet organe est parsemée de taches hémorrhagiques.

Fig. 6. — **Endocardite et anévrysme avec perforation de la valvule mitrale** (grand. nat.). La face interne de cette valvule présente deux poches anévrysmales percées à leur sommet en forme de cratère.

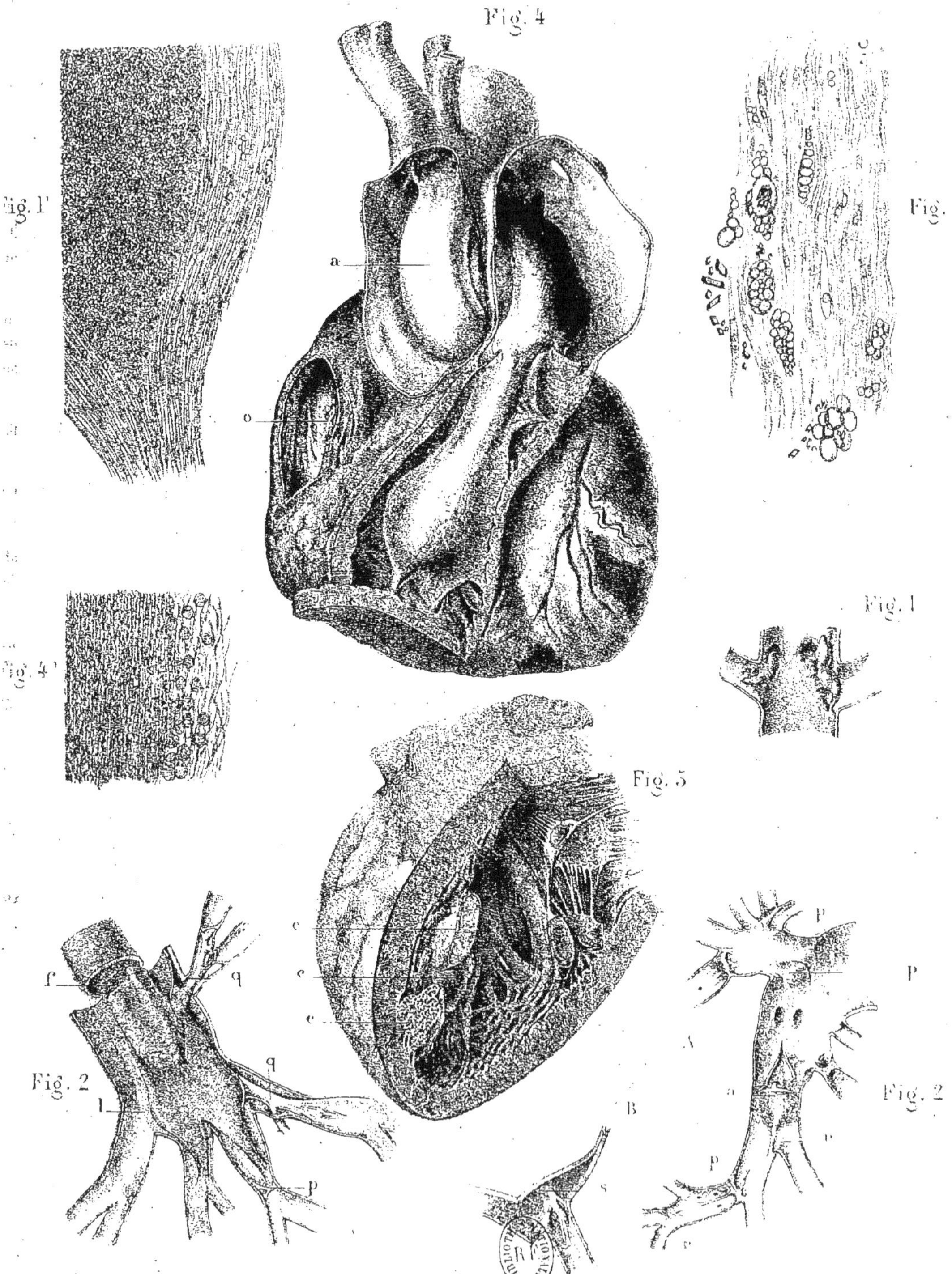

Fig. 4

a

o

Fig. 1'

Fig.

Fig. 4'

Fig. 1

Fig. 5

c

c

c

f

q

q

Fig. 2

l

p

B

s

P

P

A

a

Fig. 2

p

Préparations par Lancereaux

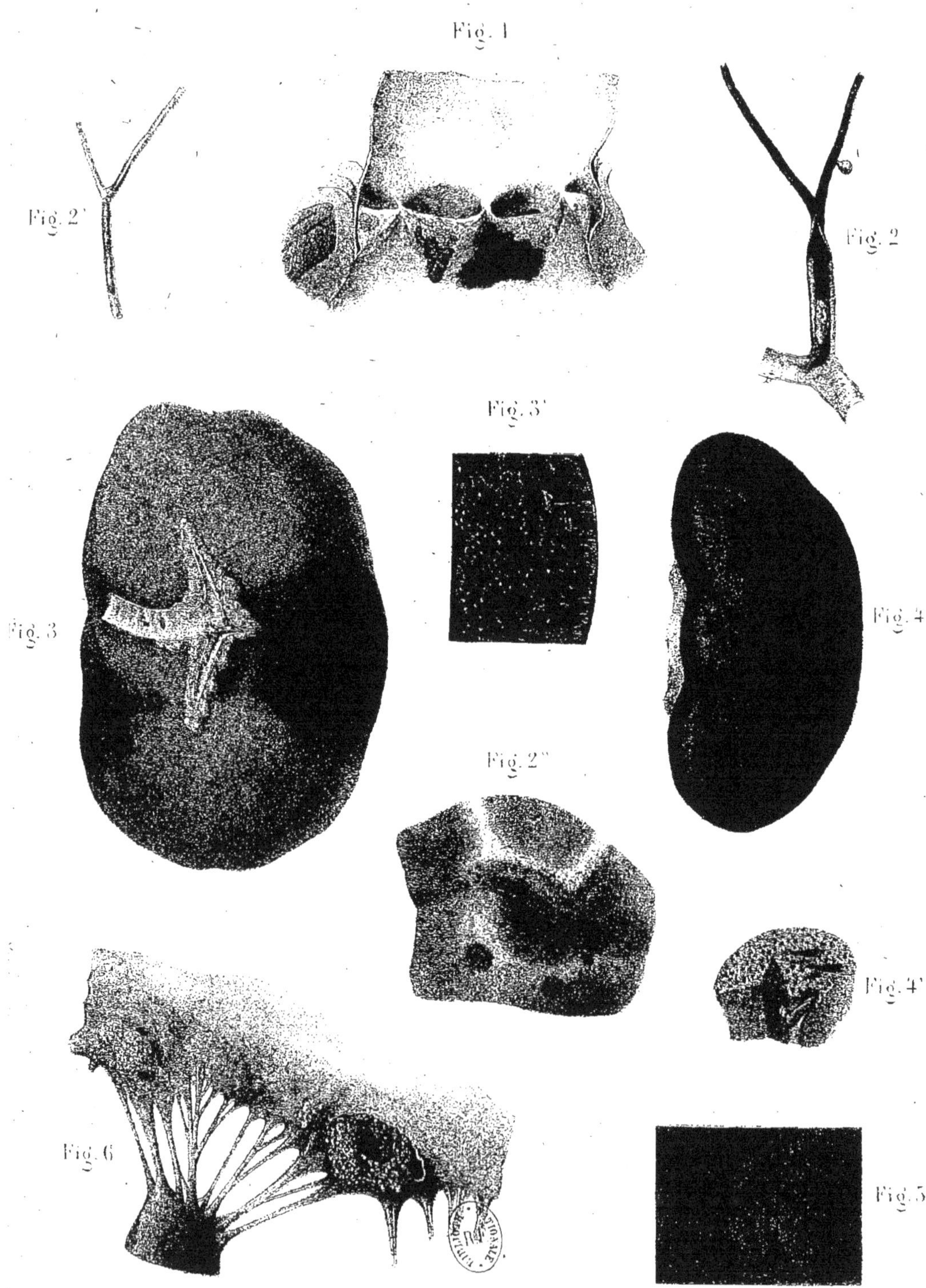
Fig. 1
Fig. 2'
Fig. 2
Fig. 3'
Fig. 3
Fig. 4
Fig. 2''
Fig. 4'
Fig. 6
Fig. 5

PLANCHE 21

Fig. 1. — **Péricardite rhumatismale** (demi-nature). La cavité du péricarde est ouverte et les deux feuillets séreux pariétal et viscéral, adhérents à la base du cœur, sont, dans le reste de leur étendue, tapissés de productions membraneuses ayant sur plusieurs points une apparence villeuse ; *a*, artère-aorte.

Fig. 1'. — Portion de fausse membrane destinée à montrer l'état variqueux des vaisseaux de nouvelle formation.

Fig. 2. — **Péricardite tuberculeuse**. Portion du péricarde pariétal à la partie postérieure du cœur. Cette toile fibro-séreuse est recouverte de granulations tuberculeuses isolées ou agglomérées et circonscrites par des vaisseaux capillaires injectés et très-larges.

Fig. 3. — **Endocardite villeuse** (demi-nature). Orifice aortique et ses valvules couvertes vers leur partie moyenne de végétations agglomérées formant sur l'une d'elles une espèce de bouquet. Un bouquet semblable, provenant de la valvule voisine où il a laissé une trace caractéristique, se retrouve dans l'artère sylvienne gauche qu'il obture complétement. Petites plaques athéromateuses à la surface de l'aorte ; *a* orifice de l'artère coronaire.

Fig. 3'. — Sommet de l'une des végétations ci-dessus (200 diamètres).

Fig. 4. — **Endocardite villeuse et ulcéreuse** (demi-nature). Orifice aortique et valvules sigmoïdes de l'aorte. Deux d'entre ces valvules présentent sur leur face ventriculaire de petits groupes verruqueux circonscrits par des vaisseaux injectés ; l'une d'elles commence à se ramollir à sa partie moyenne. La troisième valvule offre un ramollissement étendu et une perforation centrale. Toute la partie ramollie, grisâtre, boursouflée et allongée, revêt un aspect qui rappelle celui des circonvolutions cérébrales ; elle est recouverte d'une couche fibrineuse que nous avons relevée à l'aide d'une érigne. *a*, anévrysme commençant.

Fig. 5. — **Endocardite anévrysmatique et ulcéreuse** (demi-nature). Valvules sigmoïdes de l'aorte ; sur trois points différents de ces valvules, granulations verruqueuses et petits goussets anévrysmatiques perforés à leur base *a* et *b* ; ces goussets font saillie du côté de la cavité ventriculaire. Plaques athéromateuses à la face interne de l'aorte.

Fig. 5'. — Valvule mitrale du même malade avec poche anévrysmale perforée et comblée par un coagulum fibrineux.

Fig. 5''. — Dessin microscopique de la même valvule dans le voisinage d'une perforation, après addition d'acide acétique. Noyaux et cellules embryonnaires en voie de transformation graisseuse au point *g*.

PLANCHE 22

FIG. 1. — **Endocardite rhumatismale** (demi-nature). Portion de valvule mitrale épaissie dont la face auriculaire présente, près de son bord libre, des végétations donnant lieu à une sorte de couronne ou de guirlande qui n'est interrompue que sur un point de sa circonférence.

FIG. 2. — **Endocardite ulcéreuse** (demi-nature). Orifice mitral vu de l'oreillette. Cet orifice est rétréci, et la valvule, injectée, ecchymosée et parsemée de petites saillies arrondies, présente, sur l'un de ses points, une ulcération profonde rendue lisse par le choc du sang.

FIG. 2'. — *A*, granules moléculaires et petits bâtonnets provenant du fond de l'ulcère ; *B*, cellules et corpuscules divers trouvés dans le sang.

FIG. 3. — **Endocardite verruqueuse** (demi-nature). Portion de valvule mitrale dont la face auriculaire présente de petites saillies isolées et une végétation couverte des mêmes saillies. Au bas de cette végétation, surface rugueuse, trace d'une végétation analogue.

FIG. 3' Artères fémorale et fémorale profonde obturées par un caillot fibrineux formé autour d'un embolus, provenant de la valvule ci-dessus. Les diverses nuances de ce caillot indiquent des âges différents.

FIG. 4. — **Endocardite mitrale avec dépôts uratiques** (demi-nature). La valvule mitrale est semée de petits amas granuleux, résistants et comme pierreux, qui, dissous par l'acide acétique, donnent des cristaux d'acide urique.

FIG. 5. — **Endocardite villeuse des valvules aortiques dans un cas d'alcoolisme** (demi-nature). *A*, l'une des valvules aortiques opaline et épaissie avec productions villeuses sur sa face ventriculaire ; *B*, coupe perpendiculaire de la même valvule (grand. nat.).

FIG. 5'. — Bouquet papillaire provenant de la valvule voisine (10 diam.).

FIG. 5''. — Sommet de l'une des papilles dans la composition de laquelle entrent des cellules allongées et fusiformes.

FIG. 6. — **Endocardite dans un cas de scrofule** (demi-nature). Valvule mitrale injectée, avec dépôts jaunâtres granuleux à sa surface.

FIG. 6'. — Valvules sigmoïdes de l'aorte de la même malade avec dépôts semblables.

FIG. 7. — **Endocardite tuberculeuse** (demi-nature). Valvule mitrale injectée, semée de granulations jaunâtres miliaires dont quelques-unes sont recouvertes d'une couche fibrineuse.

FIG. 7'. — Valvule tricuspide du même malade avec amas de granulations jaunâtres ayant pour siége spécial les prolongements de cette valvule et sa face auriculaire (demi-nature).

FIG. 8. — **Fibromes des cordages tendineux du cœur gauche**. Cette lésion se présente sous la forme de petites tumeurs recouvertes d'une couche fibrineuse et implantées sur les cordages valvulaires (grand. nat.).

FIG. 9. — **Rétrécissement congénital de l'orifice pulmonaire du cœur** (demi-nature). Les valvules qui ferment cet orifice, soudées entre elles, forment une sorte de voile membraneux dont le centre est perforé d'un orifice extrêmement étroit.

FIG. 10. — **Myocardite gommeuse** (demi-nature). Portion supérieure du cœur gauche dont la face interne est semée de tumeurs saillantes jaunâtres (gommes syphilitiques). Sur une section verticale, l'une de ces tumeurs *v* a la forme d'un croissant. La coupe horizontale *h* laisse voir la paroi hypertrophiée et en partie transformée en tissu fibreux ; *c*, section d'une colonne charnue altérée.

FIG. 10' — Fibres musculaires du même cœur dans un état de dégénérescence graisseuse avancé.

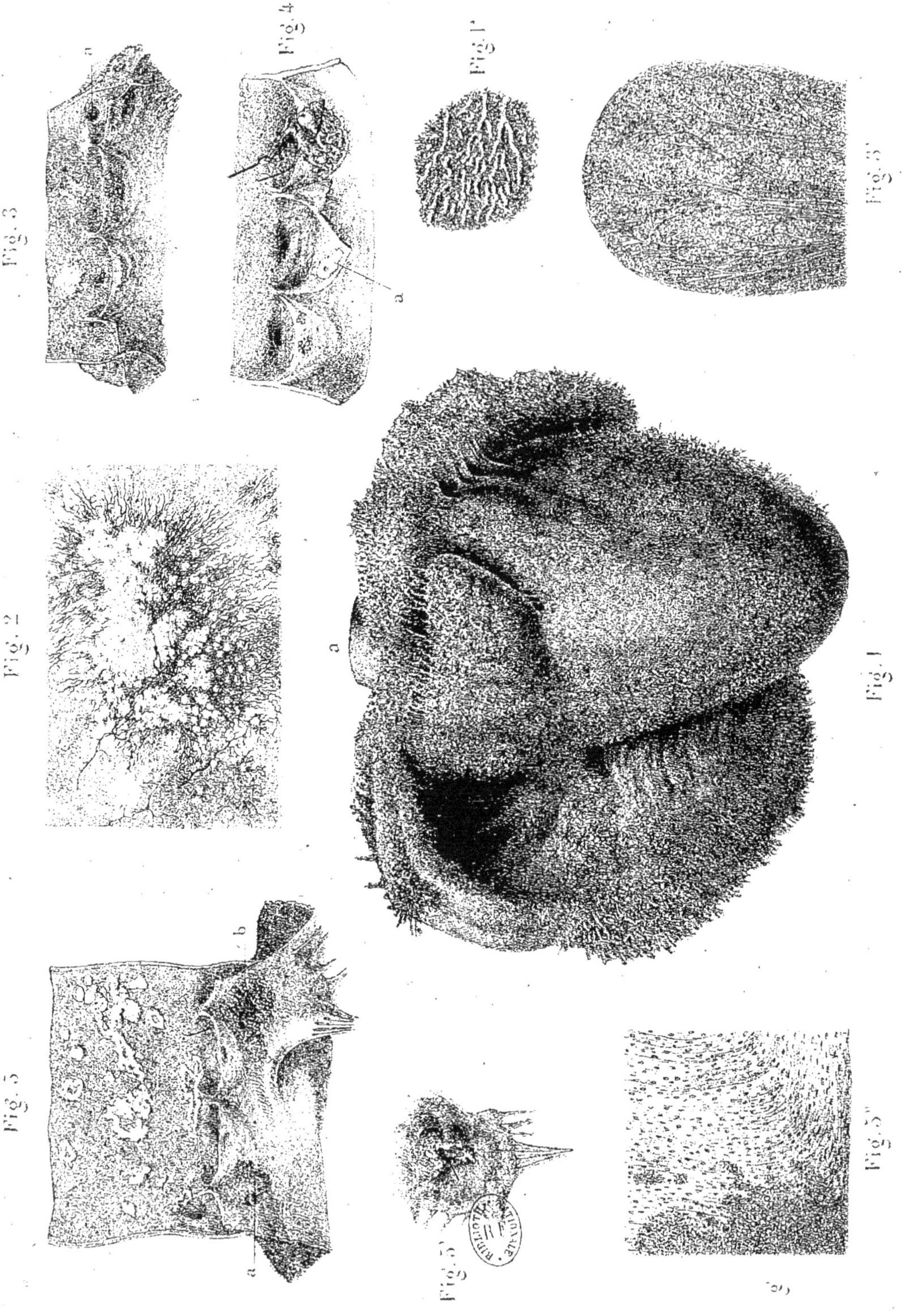

Fig. 3

Fig. 4

Fig. 1ᵃ

Fig. 5ᵇ

Fig. 2

Fig. 1

Fig. 5

Fig. 5ᵃ

Fig. 5ᶜ

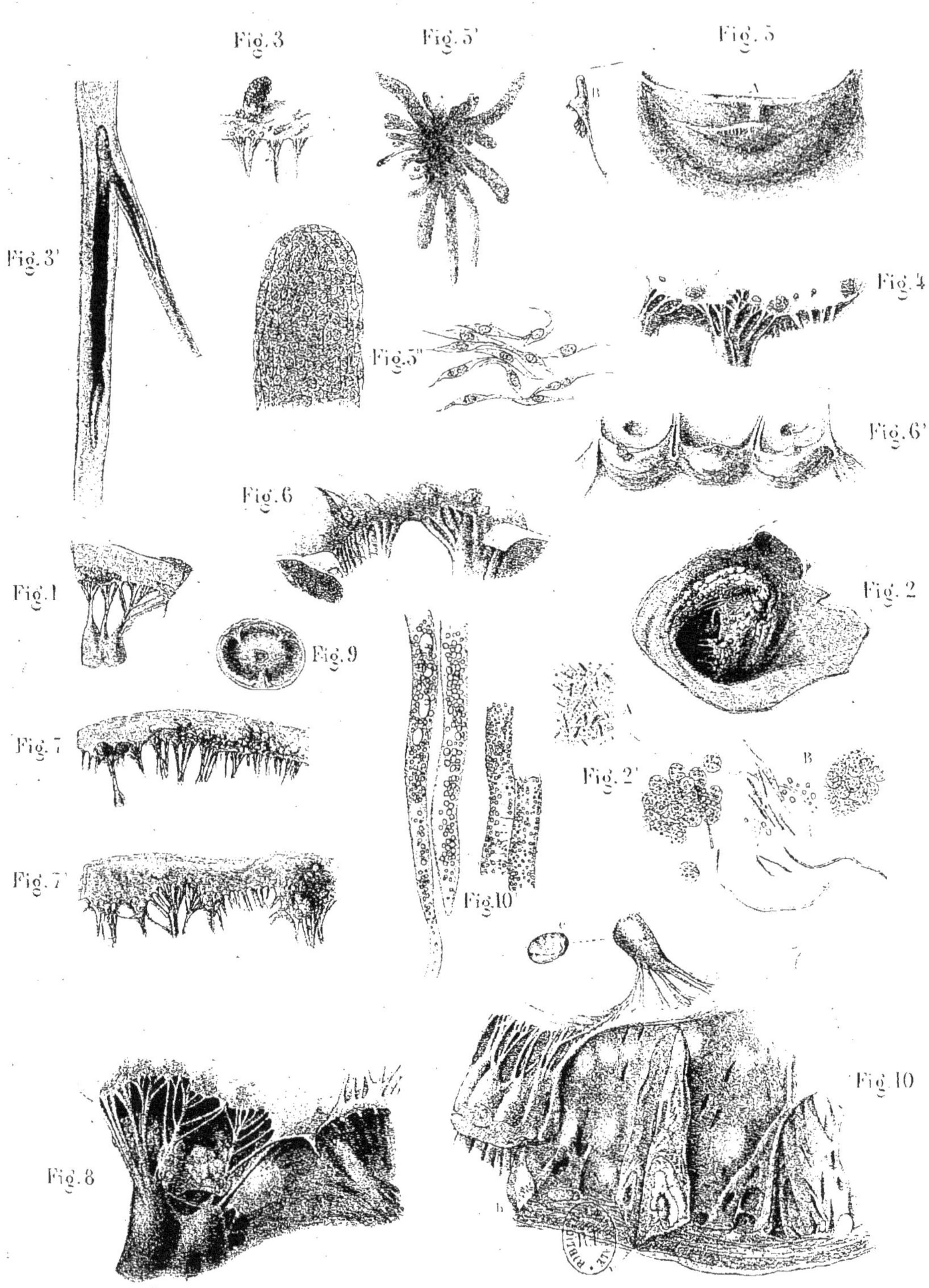
Fig. 3
Fig. 5'
Fig. 5
Fig. 3'
Fig. 4
Fig. 5"
Fig. 6'
Fig. 6
Fig. 2
Fig. 1
Fig. 9
Fig. 7
Fig. 2'
Fig. 7'
Fig. 10'
Fig. 10
Fig. 8

PLANCHE 23

Fig. 1. — **Myocardite proliférative ou scléreuse** (grand. nat.). Coupe horizontale de la paroi ventriculaire gauche et d'une des colonnes charnues de premier ordre. Cette paroi présente de dehors en dedans : 1° une légère couche adipeuse ; 2° la couche musculaire presque entièrement transformée en un tissu vasculaire grisâtre parsemé de taches jaunâtres et de taches ecchymotiques plus petites ; 3° l'endocarde avec une suffusion sanguine sous-jacente ; 4° la colonne charnue grisâtre ou livide à son centre, jaunâtre sur ses bords.

Fig. 1'. — Fibres musculaires granuleuses et cellules fusiformes provenant de l'un des points les moins altérés de la paroi ventriculaire ci-dessus. Dans les points les plus altérés, absence de fibres musculaires et tissu fibroïde infiltré de granulations graisseuses (250 diam.).

Fig. 2. — **Myocardite et surcharge adipeuse du cœur chez un buveur** (demi-nature). Coupe verticale du cœur formée de deux couches distinctes, une couche adipeuse très-épaisse et la couche musculaire qui se trouve semée de taches blanchâtres constituées par un tissu fibreux résistant.

Fig. 2'. — Fibres musculaires altérées et tissu fibroïde avec cellules fusiformes (250 diam.).

Fig. 3. — **Surcharge adipeuse du cœur chez un alcoolique** (demi-nature). Le cœur entier vu par sa face antérieure, recouvert dans toute son étendue d'une couche épaisse de graisse ; pelotons adipeux distincts à la base et à la pointe de cet organe.

Fig. 4. — **Stéatose phosphorique du cœur** (demi-nature). Le cœur entier vu par sa face postérieure ; cet organe, de teinte jaune orangé, est le siége de taches hémorrhagiques disposées sous forme de bandelettes et situées sous le feuillet péricardique.

Fig. 4'. — Fibres musculaires de ce même organe en voie de dégénérescence graisseuse. L'aspect fibrillaire est remplacé par de fines gouttelettes graisseuses régulièrement alignées.

Fig. 5. — **Dilatation secondaire et hypertrophie du cœur droit** (demi-nature). Le cœur entier, vu par sa face antérieure et ouvert de façon à montrer sa cavité ventriculaire droite dilatée. La surface interne de cette cavité est lisse, brillante, et sa paroi ferme et indurée.

Fig. 6. — **Hémorrhagie ou purpura des parois cardiaques, dans un cas de scarlatine** (demi-nature). Portion droite de la face antérieure du cœur parsemée de taches hémorrhagiques distribuées principalement sur le trajet des petits vaisseaux.

Fig. 6'. — Portion de la face interne du même cœur avec taches hémorrhagiques multiples sous l'endocarde.

PLANCHE 24

FIG. 1. — **Endartérite noueuse et dilatation de l'aorte. Hypertrophie secondaire du cœur gauche** (demi-nature). L'aorte, ouverte dans toute sa longueur, présente sur sa face interne de petites saillies mamelonnées grisâtres ou jaunâtres, principalement situées au voisinage des orifices artériels qu'elles rétrécissent. Cette altération est peu prononcée dans la première portion de l'aorte ; néanmoins les valvules sont légèrement rétractées et l'orifice est un peu insuffisant. La valvule mitrale est intacte, les parois ventriculaires sont notablement hypertrophiées.

FIG. 1'. — Section perpendiculaire de la paroi aortique où se voient deux des saillies sus-indiquées ; *i*, membrane interne dont les couches profondes sont le siége de l'altération ; *m*, membrane moyenne ; *e*, membrane externe.

FIG. 1''. — Coupe microscopique de la même paroi (50 diam.) ; *i*, membrane interne ; *p*, cellules de la couche profonde de cette membrane hyperplasiées et en voie d'altération graisseuse ; *m*, membrane moyenne atteinte de dégénérescence graisseuse par suite de la pression qu'elle a subie ; *e*, membrane externe.

FIG. 1'''. — Dessin microscopique pris à la limite de la membrane interne et de la membrane moyenne ; *cc*, cellules étoilées avec granulations graisseuses ; *o*, espace cellulaire ; *p*, magma athéromateux formé de granulations graisseuses et de cristaux de cholestérine (380 diamètres).

FIG. 2. — **Endartérite verruqueuse** (demi-nature). L'artère fémorale *a* et l'artère fémorale profonde *b* présentent l'une et l'autre sur leur face interne des saillies arrondies *dd*, moins nombreuses, et plus distinctes que dans l'exemple ci-dessus. Sur quelques points de la face interne de ces vaisseaux, on aperçoit de petites taches rougeâtres, dues à une injection vasculaire

FIG. 3. — **Pétrification artérielle** (demi-nature). Artère fémorale dont les parois sont indurées et incrustées de sels de chaux. En *t*, l'altération est telle que ces parois ne peuvent être étalées, et que le vaisseau est devenu un tube rigide comparable à un tuyau de pipe.

FIG. 4. — **Hémorrhagie des tuniques aortiques** (demi-nature). *A*, portion de l'aorte offrant une large plaque jaunâtre avec tache brunâtre ecchymotique sous-jacente à la tunique interne. *B*, Section perpendiculaire de la paroi du même vaisseau ; *ii*, caillots sanguins dans un néoplasme situé entre la tunique interne et la tunique moyenne.

FIG. 4'. — Autre portion du même vaisseau avec foyers sanguins analogues aux précédents, rupture de la tunique interne et tendance à une formation anévrysmale.

Pl. 23

Anat. path.

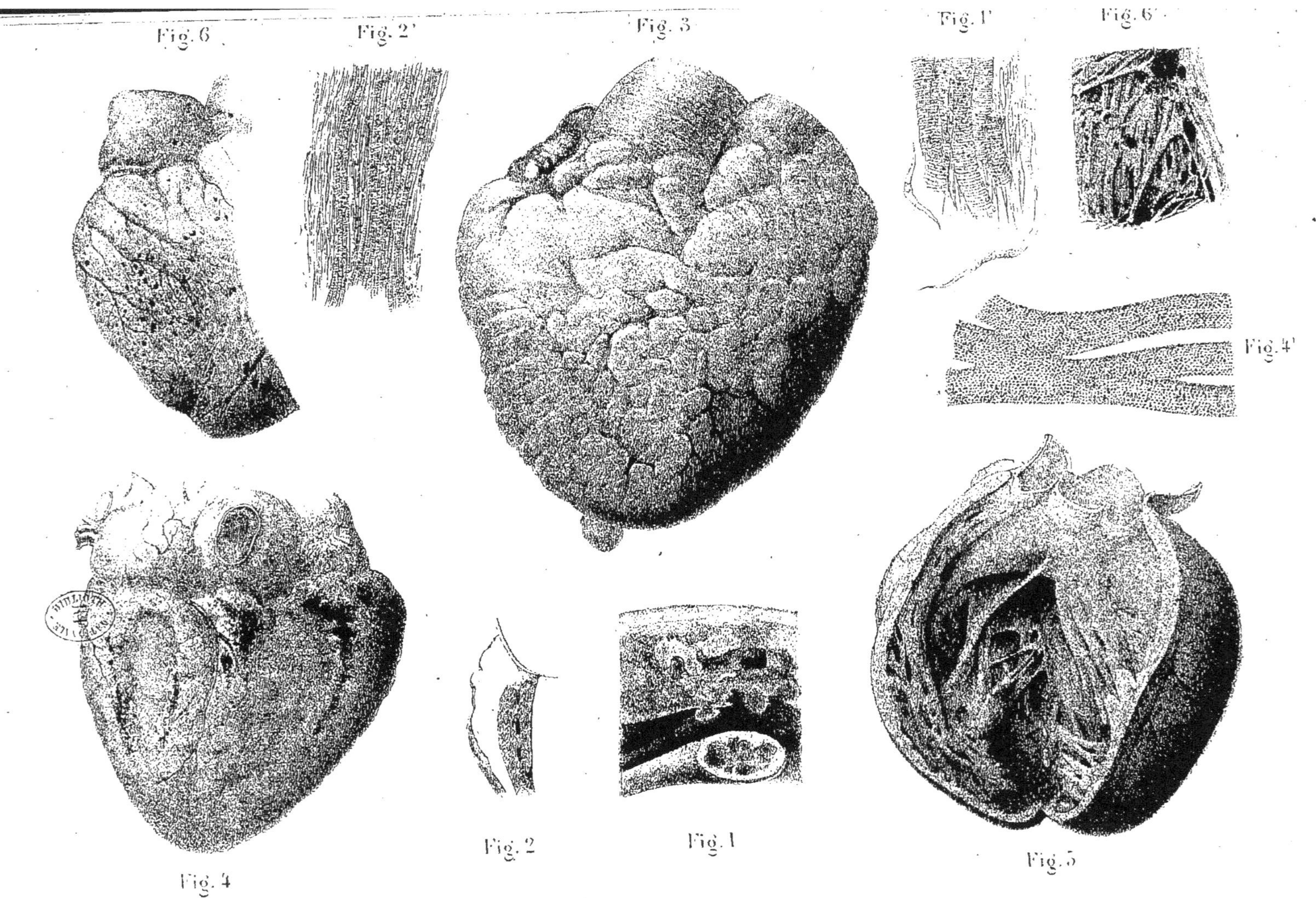

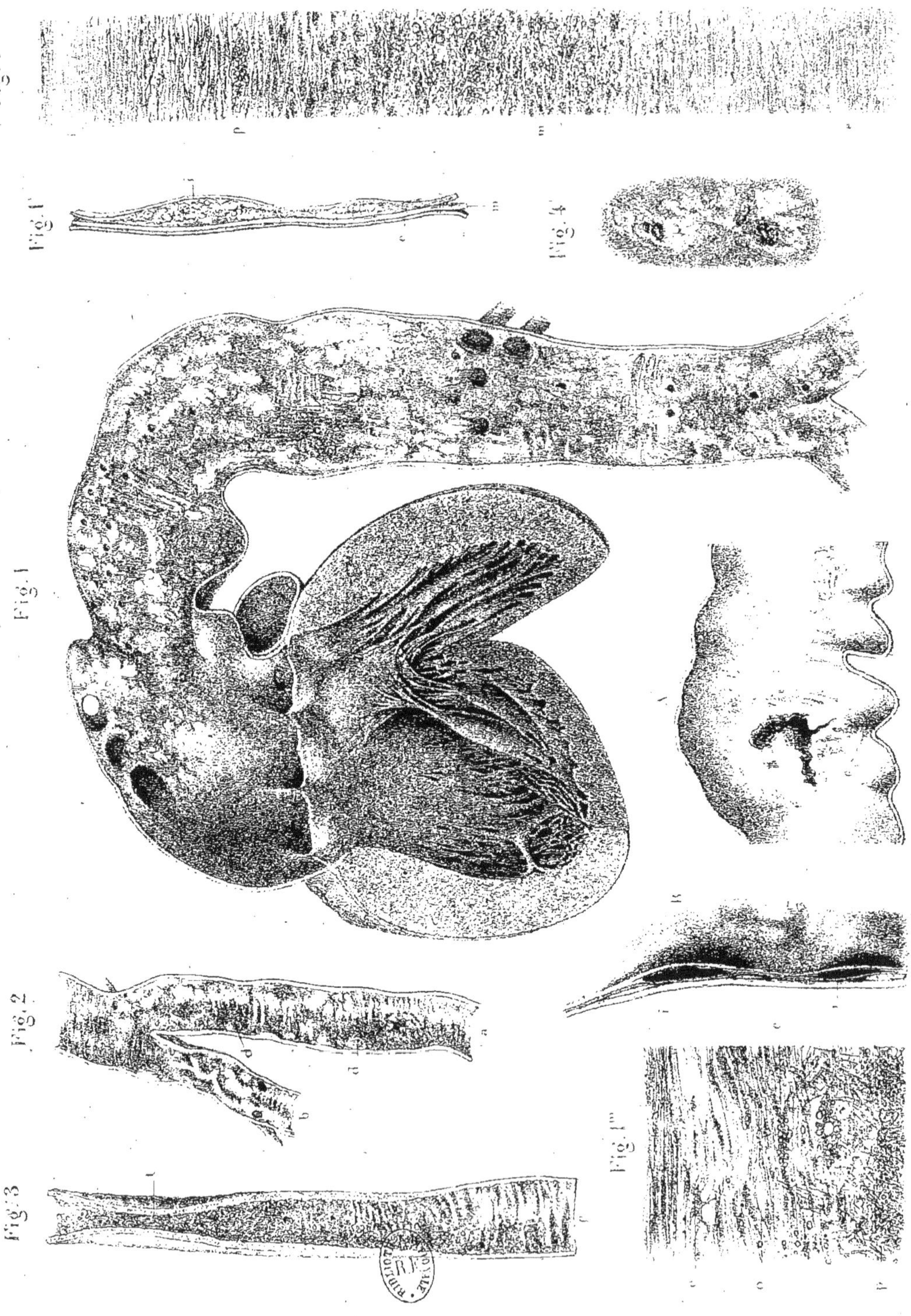

Fig. 1

Fig. 1'

Fig. 4'

Fig. 1

Fig. 4

Fig. 2

Fig. 3

Fig. 1''

PLANCHE 25

FIG. 1. — **Aortite en plaques dans un cas d'angine de poitrine** (demi-nature). L'aorte ascendante, la crosse aortique et une portion de l'aorte descendante vues par leur face interne; *a* et *b*, deux plaques d'altération, l'une à l'origine du vaisseau, l'autre au niveau de la crosse. Ces plaques ont des bords sinueux et saillants surtout en *a*. *v*, valvule sigmoïde rabattue pour montrer l'orifice rétréci *c* de l'une des artères coronaires; *c'*, orifice presque imperceptible de la seconde artère du même nom.

FIG. 1'. — Même portion de l'aorte que ci-dessus vue par sa face externe et plexus nerveux cardiaque (demi-nature); *c*, artère coronaire antérieure; *c'* artère coronaire postérieure; *v*, grande veine coronaire; *m*, auricule rabattue; *g*, ganglion et plexus cardiaques appliqués à la face externe de l'aorte enflammée et fortement injectée; *p*, nerf pneumogastrique; *l*, nerf récurrent laryngé; *s*, branche du sympathique se rendant au plexus cardiaque avec des branches du pneumogastrique; *o*, branches œsophagiennes; *b*, rameaux nerveux allant gagner les bronches.

FIG. 1''. — Granulations moléculaires et graisseuses, corpuscules granuleux et débris de fibres conjonctives, le tout provenant d'un petit foyer liquide, lactescent, situé dans l'épaisseur de la plaque *a*, entre les tuniques interne et moyenne (150 diam.).

FIG. 2. — Dessin microscopique de l'une des branches nerveuses constituant le plexus cardiaque. Les tubes nerveux sont légèrement granuleux, enveloppés et comprimés par de jeunes cellules arrondies; par conséquent, il s'agit bien ici d'un processus inflammatoire. La plupart des autres branches sont atteintes de la même altération.

FIG. 3. — **Périartérite noueuse** (demi-nature). Tronc basilaire, affecté de nodosités pisiformes ayant leur point de départ dans sa tunique externe.

FIG. 4. — Artère sylvienne, provenant du même malade et également affectée.

FIG. 5. — **Endartérite et athérome des artères cérébrales.** *B*, tronc basilaire à la face interne duquel existe une plaque athéromateuse, en forme de fuseau, *P*. Cette plaque, qui n'est maintenue que par la couche superficielle de la tunique interne, est en partie décollée au niveau de l'extrémité battue par le courant sanguin. *A*, artère sylvienne présentant la même altération, avec cette différence que le nodule athéromateux *P*, relevé par le courant sanguin, a été cause d'un dépôt de fibrine, qui a contribué à boucher totalement le vaisseau et à engendrer un ramollissement de la portion correspondante du cerveau.

PLANCHE 26

FIG. 1. — **Aortite et anévrysmes multiples de l'aorte** (demi-nature). Portion de l'aorte thoracique à la face interne de laquelle existent plusieurs dépressions ou poches anévrysmales dont l'une plus profonde en *a*.

FIG. 1'. — Coupe perpendiculaire de la paroi aortique passant par la poche anévrysmale *a*. Cette coupe montre de la façon la plus nette que la tunique moyenne a totalement disparu au niveau de cette poche.

FIG. 2. — **Aortite, anévrysmes et rupture de l'aorte à son origine. État criblé des valvules aortiques** (demi-nature). Les deux premières parties de l'aorte thoracique présentent à leur face interne de nombreuses saillies mamelonnées (endartérite); *p*, poche anévrysmale analogue à celle de la figure ci-dessus et formée comme elle par suite de la disparition de la tunique moyenne ; *c*, caillot sanguin stratifié remplissant une poche analogue à la précédente, mais beaucoup plus volumineuse ; *r*, ulcération et rupture de la paroi aortique; *aa*, artères coronaires dont les orifices, comme ceux de la plupart des vaisseaux qui émanent de l'aorte, se trouvent rétrécis ; *v*, valvules sigmoïdes de l'aorte fenestrées près de leur bord libre, sans doute par suite d'une augmentation de la pression sanguine dans l'aorte.

FIG. 3. — **Anévrysme de l'aorte au niveau du point où ce vaisseau traverse le diaphragme** (demi-nature). *d*, diaphragme ; *c*, colonne vertébrale ; *a*, aorte ; *b*, terminaison de ce vaisseau en deux branches ; *t*, les trois artères qui constituent le tronc cœliaque ; *o*, orifice de perforation de l'aorte. Cet orifice, quadrangulaire, existe sur un vaisseau sain et se trouve situé en avant de la colonne vertébrale dont les pièces osseuses sont usées à son niveau ; *l*, ligaments costo-vertébraux disséqués par l'action du sang ; *m*, paroi anévrysmale tapissée de couches fibrineuses ; *p*, cette même paroi rompue et caillot sanguin refoulant les tissus de la fosse iliaque gauche.

FIG. 4. — **Anévrysmes des petites artères cérébrales** (grand. nat.). Deux branches artérielles provenant d'un foyer sanguin déjà ancien et peu étendu avec anévrysmes miliaires multiples sur leur trajet.

FIG. 5. — **Dégénérescence graisseuse des vaisseaux capillaires.** Trois capillaires de la moelle épinière affectés de cette dégénérescence qui occupe presque exclusivement les éléments figurés de leurs parois.

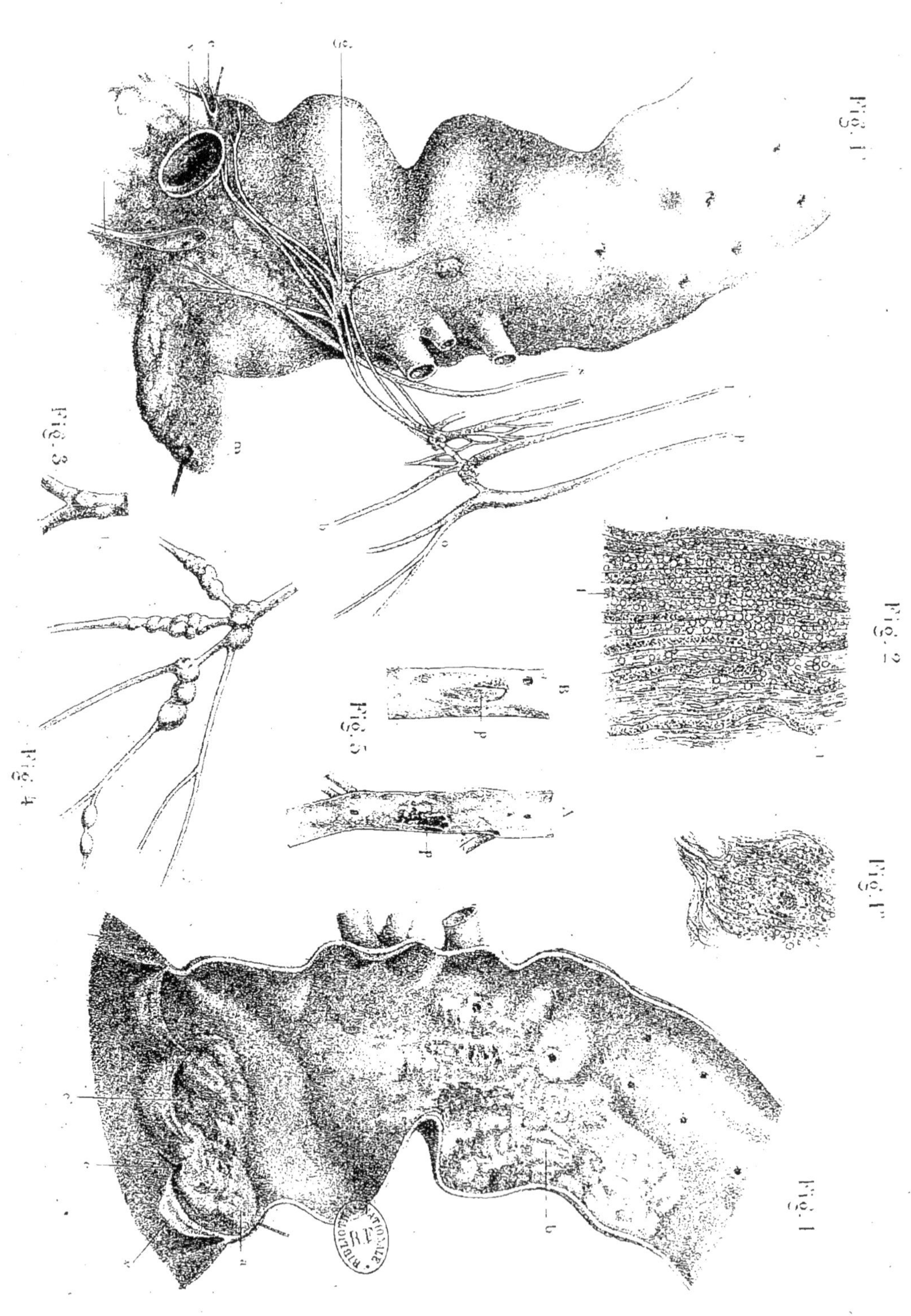

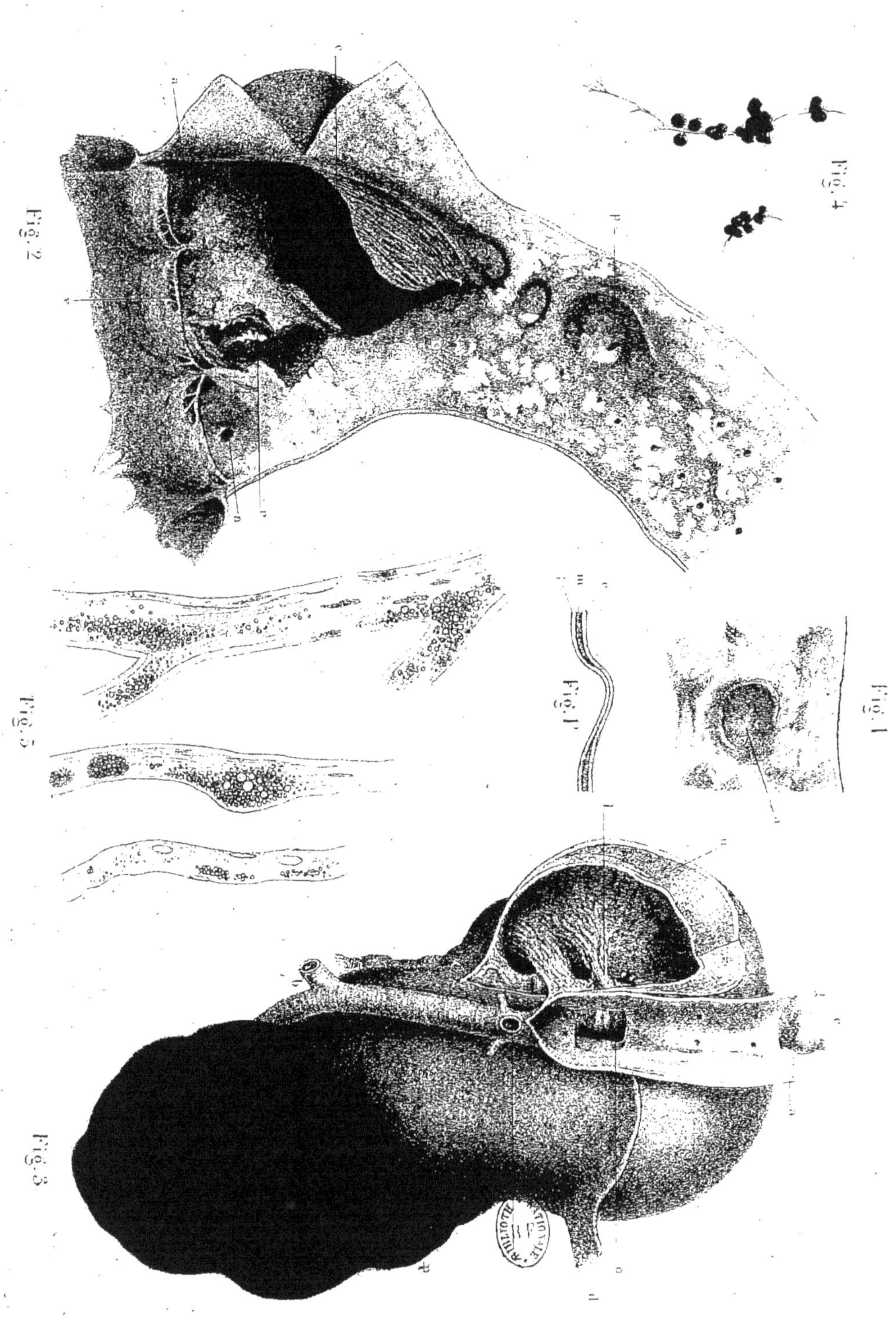
Fig. 1
Fig. 1'
Fig. 2
Fig. 3
Fig. 4
Fig. 5

PLANCHE 27

FIG. 1. — **Végétation polypeuse du voile du palais d'un malade affecté d'angine dite glanduleuse** (grand. nat.). Cette végétation est mamelonnée et portée sur un pédicule, de sorte que l'extirpation en fut facile.

FIG. 1'. — Coupe microscopique de cette végétation qui est une hypertrophie papillaire.

FIG. 2. — **Laryngite diphthéritique** (demi-nature). Le larynx, ouvert, est tapissé dans toute l'étendue de sa face interne par un dépôt blanchâtre, pseudo-membraneux, adhérent à la muqueuse, mais néanmoins facile à décoller.

FIG. 2'. — Exsudat diphthéritique composé de fibrine et de cellules sphériques analogues à des globules blancs.

FIG. 3. — **Laryngo-bronchite variolique** (demi-nature). Larynx, trachée et grosses bronches dont la muqueuse est rouge, injectée, parsemée de pustules déformées pour la plupart, ou de petits amas d'une substance purulente, jaunâtre.

FIG. 4. — **Trachéo-bronchite tuberculeuse** (demi-nature). Trachée *t*, à son extrémité inférieure, et grosses bronches présentant à la surface de la membrane muqueuse qui les tapisse des granulations tuberculeuses miliaires.

FIG. 5. — **Trachéo-bronchite syphilitique et rétrécissement des bronches** (demi-nature). La trachée *t* est le siége de plusieurs ulcères allongés et les deux bronches de bifurcation sont l'une et l'autre rétrécies à leur origine et érodées à leur surface interne.

FIG. 6. — **Oblitération syphilitique des bronches** (demi-nature). Ces tubes, dont les parois sont amincies et presque entièrement fibreuses, présentent des points de dilatation et de rétrécissement. Le parenchyme correspondant est induré, rétracté, jaunâtre et infiltré de granulations moléculaires et graisseuses.

FIG. 7. — **Dilatation ampullaire des bronches** (demi-nature). Une bronche dont les extrémités terminales sont renflées en forme d'ampoules.

FIG. 8. — **Épithéliome pharyngo-laryngien** (demi-nature). Le larynx, vu d'en haut et par derrière, présente sur son bord postérieur une tumeur blanchâtre, ulcérée et à peine saillante ; *b*, base de la langue et épiglotte.

FIG. 8'. — Coupe microscopique perpendiculaire à la surface de la précédente tumeur, à la limite de la partie altérée et de la partie saine (150 diam.).

FIG. 8''. — Coupe transversale d'un prolongement tubulé formé de cellules épithéliales polygonales (450 diam.).

PLANCHE 28

FIG. 1. — **Pneumonie alvéolaire chez un alcoolique** (demi-nature). Surface de section d'une portion de poumon atteint de cette altération. Les parties jaunes sont l'effet de la présence de globules de pus et de granulations graisseuses dans les vésicules pulmonaires. Les taches grises ou noires sont le résultat d'une infiltration de pigment sanguin.

FIG. 2. — **Pneumonie alvéolaire chez un albuminurique** (demi-nature). Surface extérieure et surface de section d'une portion de poumon, à la limite d'altération. Le parenchyme, enflammé, friable et blanchâtre, tranche nettement sur le tissu sain, élastique et rosé du voisinage.

FIG. 3. — **Pneumonie alvéolaire caséeuse et scrofules** (demi-nature). Surface de section verticale d'un poumon. Cette surface est marbrée de jaune, de rouge, de jaune et de noir. Les taches rouges sont le premier degré de cette altération ; les taches jaunes en sont le second degré ; quant aux taches noires, elles sont peu nombreuses et dues à l'infiltration d'un pigment sanguin. *cc*, excavations ayant leur siége au centre de quelques-uns des points pneumoniques ; *b*, bronches ; *g*, glandes lymphatiques pigmentées ; *a*, section de l'artère pulmonaire.

FIG. 3'. — Coupe microscopique perpendiculaire à la surface extérieure du poumon précédent ; *s*, plèvre ; *vv*, vaisseaux ; *aa*, alvéoles remplies par l'exsudat inflammatoire ; *p*, pigment, (55 diamètres, après macération dans l'acide chromique).

FIG. 3''. — Deux alvéoles pulmonaires adossées ; *tt*, tissu fibreux inter-alvéolaire ; *cc*, jeunes cellules sphériques remplissant ces alvéoles (250 diamètres).

FIG. 3'''. — Ces mêmes cellules à un plus fort grossissement. Quelques-unes ont deux et trois noyaux.

FIG. 4. — **Pneumonie diabétique** (demi-nature). Surface de section d'une portion de poumon (lobe inférieur) provenant d'un individu diabétique ; *g*, point pneumonique avec légère rétraction ; *uu*, autres points altérés et excavation centrale ; *vv*, vaisseaux ; *p*, parenchyme congestionné.

FIG. 5. — **Abcès métastatiques du poumon** (grand. nat.). Ces abcès offrent cette particularité qu'ils sont circonscrits par un cercle d'injection ou même par une infiltration sanguine du parenchyme, qu'ils sont de petit volume et qu'ils siégent spécialement à la circonférence de l'organe.

FIG. 5'. — Globules de pus provenant des abcès ci-dessus.

FIG. 6. — **Gangrène métastatique du poumon**. — Surface extérieure et coupe du lobe inférieur noirâtre et ardoisé d'un poumon gangrené ; *a*, branches artérielles disséquées par suite du ramollissement du parenchyme.

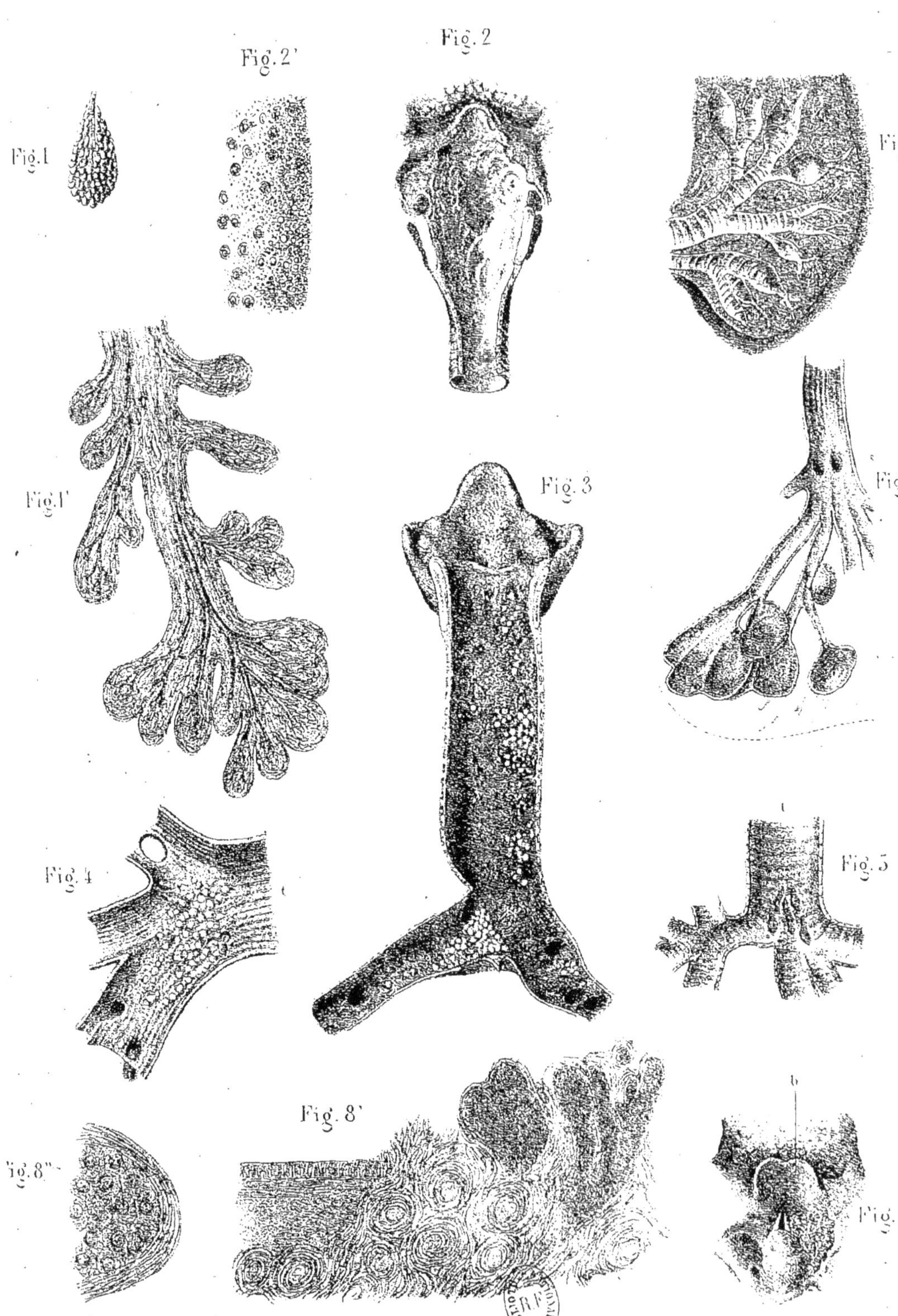
Fig. 2
Fig. 2'
Fig. 1
Fig. 1'
Fig. 3
Fig. 4
Fig. 5
Fig. 8'
Fig. 8''
Fig. 8

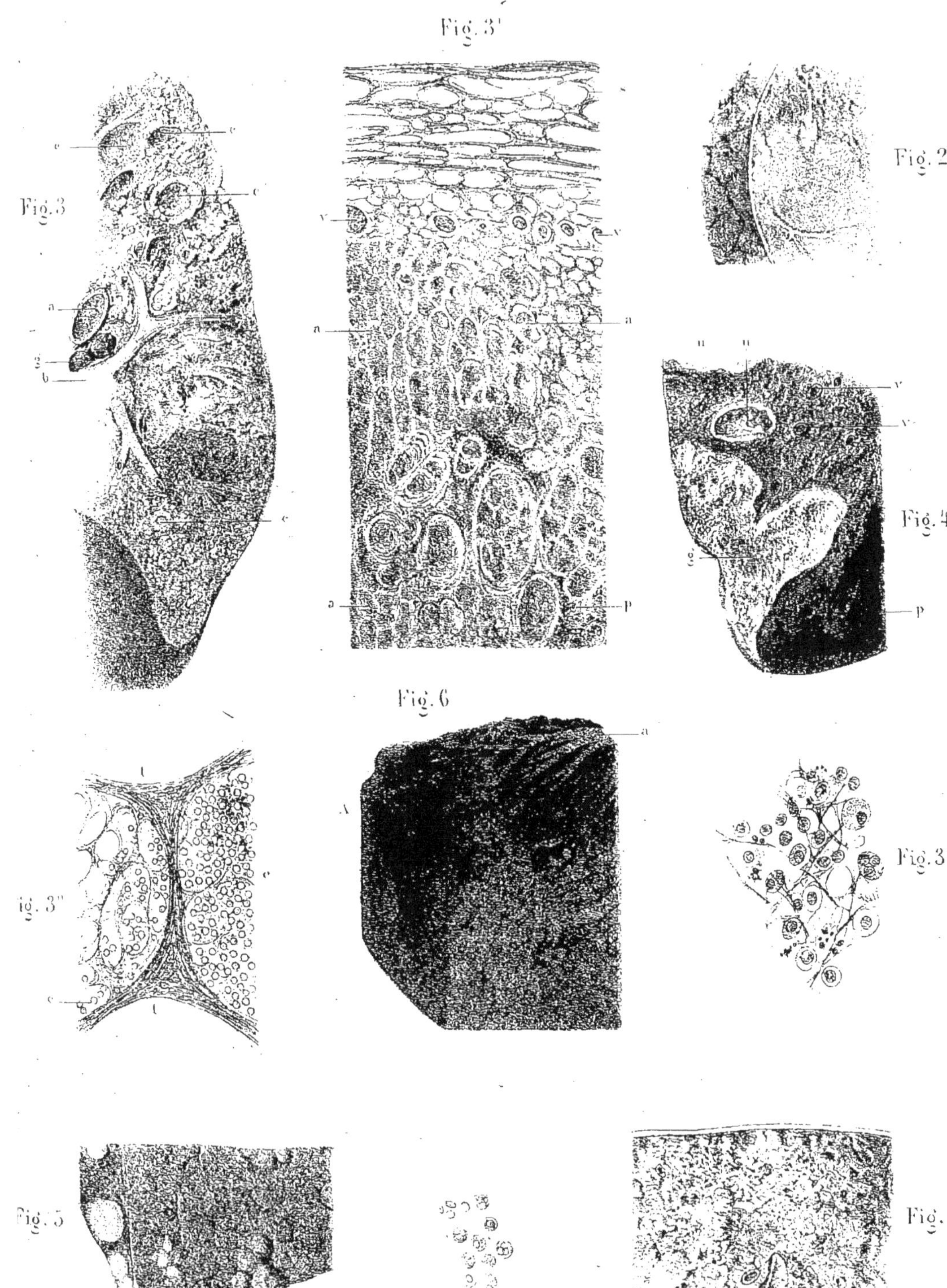
Fig. 3'
Fig. 2
Fig. 3
Fig. 4
Fig. 6
Fig. 3''
ig. 3''
Fig. 5
Fig. 1
Fig. 5'

PLANCHE 29

FIG. 1. — **Pneumonie dite caséeuse** (demi-nature). Face externe du poumon gauche, sur laquelle on aperçoit : 1° plusieurs cavernes perforées, ou sur le point de l'être, *pp*; 2°, des îlots d'emphysème pulmonaire, *ee*; 3°, des lobules altérés jaunâtres, *ll*. La plèvre qui recouvre cette face est épaissie et blanchâtre.

FIG. 2. — **Pneumonie scléreuse ou interstitielle chronique** (demi-nature). Portion du poumon à la limite des lobes supérieur et moyen. Le parenchyme est lisse et résistant sous le doigt; *cc*, cloisons interlobulaires épaissies.

FIG. 3. — **Pneumonie scléreuse ou interstitielle chronique** (grand. nat.). Portion du lobe supérieur du poumon droit d'un malade ayant eu des fièvres intermittentes. Surface extérieure et coupe où se voit un parenchyme induré, grisâtre, pigmenté; *b*, bronche dilatée; *a* et *v*, artère et veine.

FIG. 3'. — Coupe microscopique du poumon ci-dessus (40 diamètres); les cloisons alvéolaires sont épaissies et les alvéoles sont complétement effacées sur plusieurs points; *vv*, vaisseaux; *p*, infiltration pigmentaire.

FIG. 3". — Coupe microscopique du même organe (250 diamètres). *aa*, alvéoles contenant des globules de graisse et des cellules épithéliales dont quelques-unes volumineuses et granuleuses; *c*, cloison épaissie et infiltrée de noyaux et de cellules arrondies (cellules embryoplastiques).

FIG. 4. — **Pneumonie scléreuse ou chronique ulcéreuse** (grand. nat.). Surface de section d'une portion de poumon diversement coloré, en quelque sorte granité. Le parenchyme, altéré, est ferme, solide, résistant, mais moins élastique qu'un foie cirrhosé. Au centre, large excavation *u*, dans laquelle s'ouvrent une bronche *b* et des vaisseaux *vv*; *cc*, cloisons interlobulaires

FIG. 5. — **Tuberculose pulmonaire** (grand. nat.). Section d'une partie de poumon infiltré de granulations tuberculeuses miliaires *gg*.

PLANCHE 30

FIG. 1. — **Trachéo-bronchite et pneumonie anthracosiques** (demi-nature). *A*, partie inférieure de la trachée dont la muqueuse est rouge, injectée et desquamée. *B*, section verticale du poumon gauche altéré par la présence de poussières de charbon au sein de son parenchyme. Ce poumon, induré et coloré en noir, présente en *c* une large excavation. Nulle part il n'y a de granulations tuberculeuses. Les ganglions bronchiques *gg* sont infiltrés de poussières charbonneuses.

FIG. 1'. — Coupe microscopique du poumon ci-dessus ; les cloisons alvéolaires, diminuées d'étendue ou complétement effacées, sont le siége de la matière charbonneuse (30 diamètres).

FIG. 1''. — Coupe microscopique provenant d'un point moins fortement sclérosé. Les dimensions des alvéoles sont en partie conservées ; leurs cloisons épaissies laissent voir les parcelles de matière charbonneuse infiltrant leur tissu (150 diamètres).

FIG. 2. — **Dessin microscopique d'une glande bronchique affectée d'anthracose.** *A*, parcelles de charbon occupant surtout la trame conjonctive de cette glande. *B*, ces parcelles isolées et quelques cellules renfermant des poussières charbonneuses.

FIG. 3. — **Tuberculose pulmonaire chez un alcoolique** (grand. nat.). Surface extérieure et coupe d'un poumon infiltré de granulations tuberculeuses *g*, éparses et grisâtres ; pigmentation dans les interstices lobulaires.

FIG. 4. — **Tuberculose pulmonaire** (grand. nat.). Surface extérieure et coupe d'un poumon infiltré de granulations tuberculeuses *g*, teintées de noir par un pigment sanguin.

FIG. 5. — **Mélanose pulmonaire** (grand. nat.). Portion de poumon parsemé de taches noires formées de pigment. Cet organe provient d'un malade dont plusieurs organes étaient affectés de mélanose. Voir le foie, pl. 9, fig. 3, 3', et 3''.

FIG. 5'. — Surface de section du même organe avec taches mélaniques.

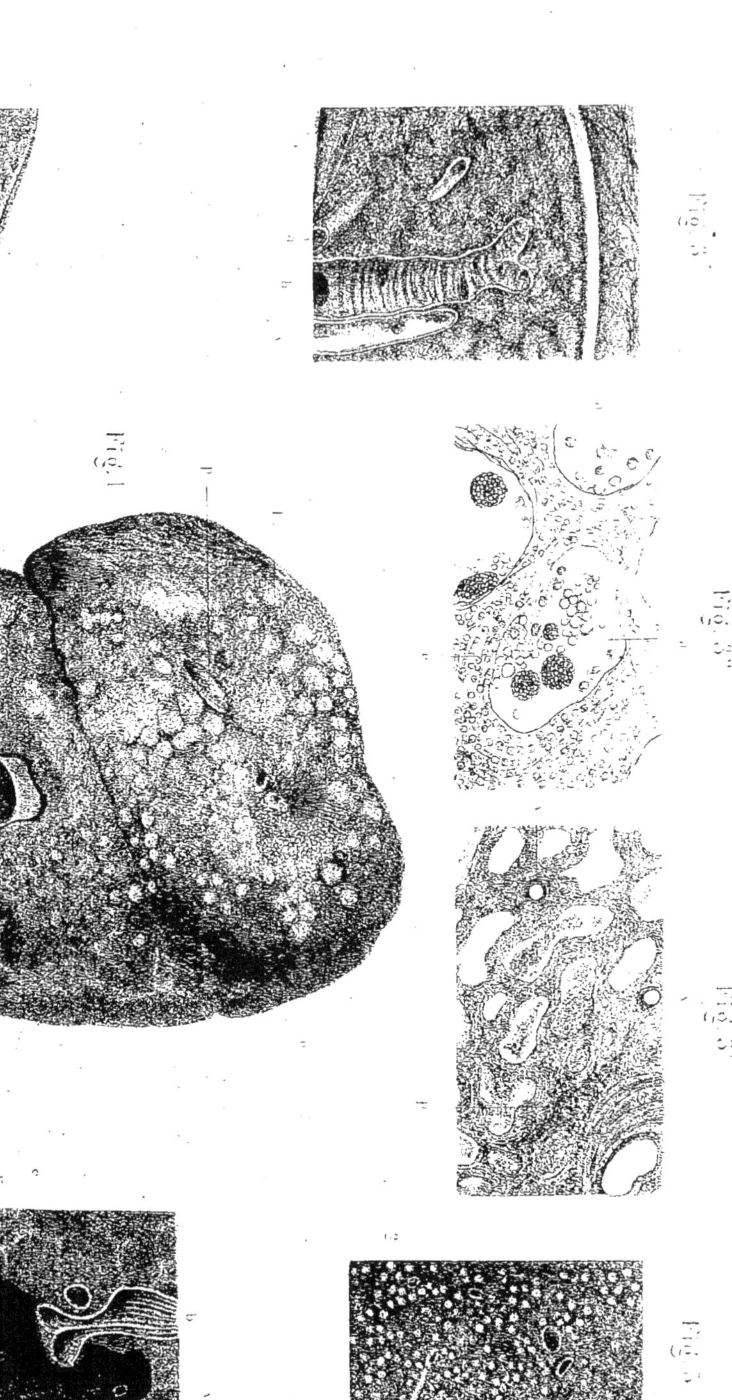

Fig. 5

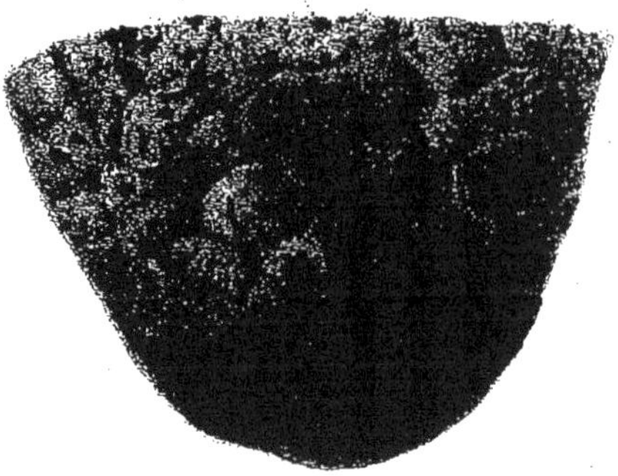

Fig. 5'

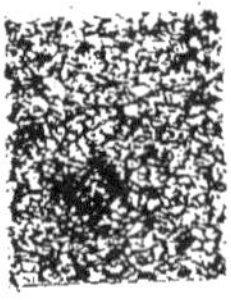

Fig. 2

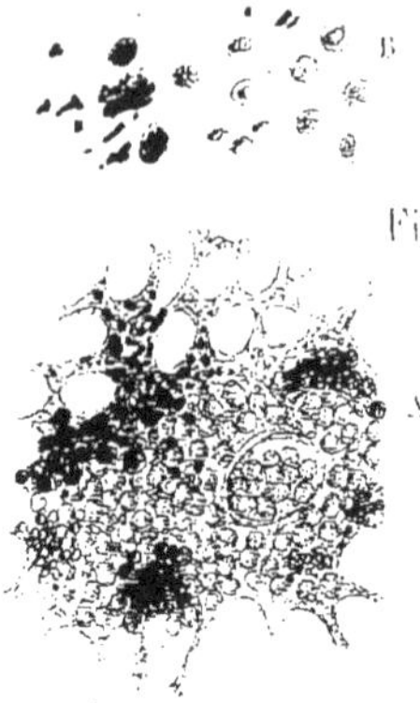

Fig. 1

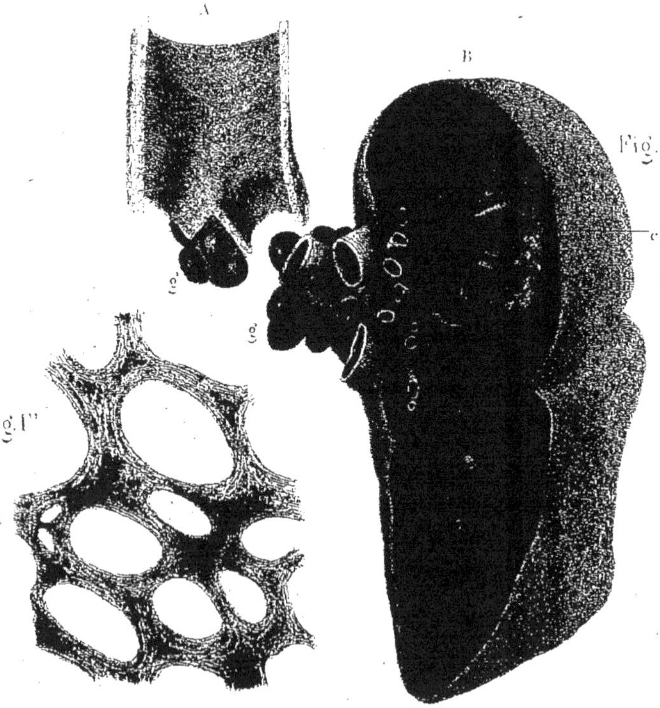

Fig. 1'

Fig. 1''

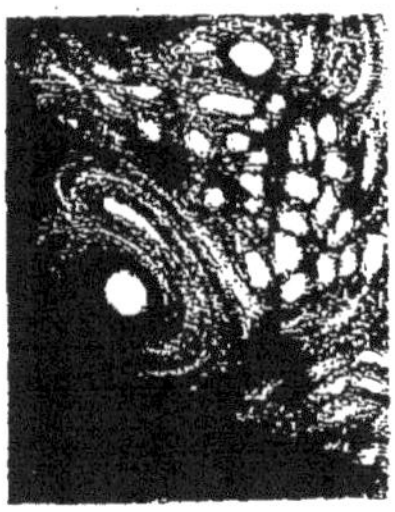

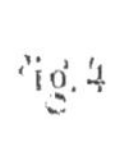

Fig. 4

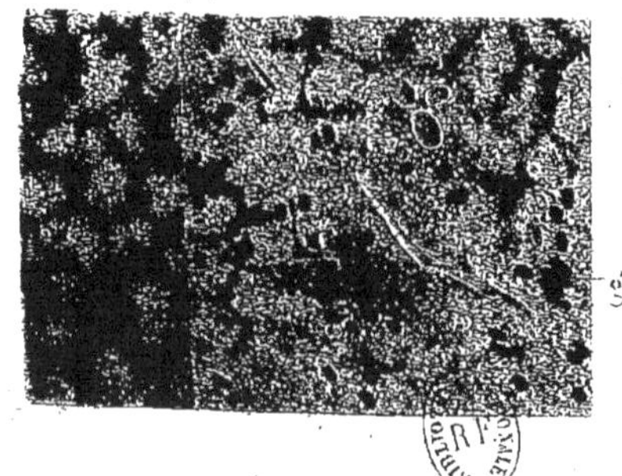

Fig. 3

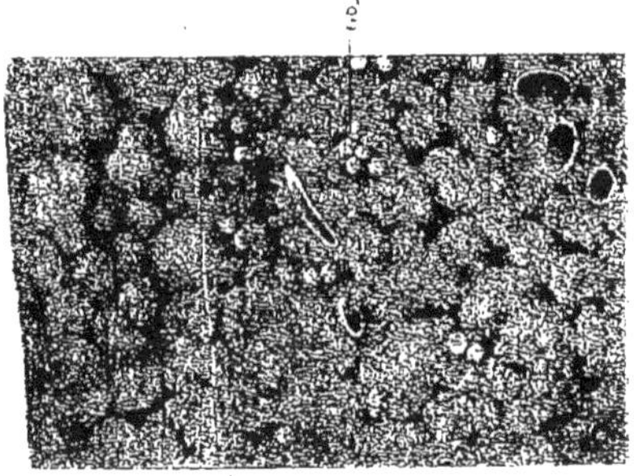

PLANCHE 31

FIG. 1. — **Sarcome mélanique du poumon** (deux tiers de nat.). Portion de poumon, lobe moyen et lobe inférieur, semée de nodosités noirâtres constituées par des cellules allongées, fusiformes, renfermant de nombreuses granulations pigmentaires. Voir pl. 5, fig. 5 et 5' un sarcome péritonéal provenant du même malade.

FIG. 2. — **Apoplexie pulmonaire** (demi-nature). Portion de poumon dont une patie saillante et noirâtre est infiltrée de sang (noyau d'apoplexie). La branche de l'artère pulmonaire qui aboutit à ce foyer hémorrhagique est obstruée par un coagulum fibrineux, bifurqué à l'une de ses extrémités.

FIG. 3. — **Hémorrhagies disséminées du poumon dans un cas d'empoisonnement par le phosphore** (grand. nat.). Portion de poumon ayant sa surface postérieure parsemée de taches hémorrhagiques. Le foie et plusieurs autres organes étaient affectés de dégénérescence graisseuse.

FIG. 4. — **Pleurésie hémorrhagique** (trois quarts de nat.). Plèvre viscérale (région du péricarde) recouverte d'une fausse membrane vasculaire ayant donné lieu à un épanchement sanguinolent.

FIG. 4'. — Portion de la plèvre diaphragmatique du même malade semblablemen affectée.

FIG. 5. — **Kyste cholestérique** (demi-nature). Portion de diaphragme vu par sa face convexe à laquelle adhère une poche remplie d'un magma grumeleux, jaunâtre, composé de cristaux de cholestérine et de graisse.

FIG. 5'. — Cristaux de cholestérine et granulations graisseuses provenant du contenu du kyste ci-dessus (200 diamètres).

FIG. 6. — **Carcinome pleural.** Coupe microscopique d'une granulation carcinomateuse à la surface du poumon (350 diamètres).

FIG. 6'. — Coupe microscopique de la partie centrale d'une granulation plus volumineuse ayant même structure que la précédente.

PLANCHE 32

Fig. 1. — **Néphrite scarlatineuse** (demi-nature). Surface de section de l'un des reins dont la substance parenchymateuse offre une coloration d'un brun jaunâtre tandis que les calices et le bassinet sont le siége d'une exsudation sanguine.

Fig. 2. — **Néphrite catarrhale dans un cas de fièvre typhoïde** (demi-nature). Le rein est volumineux, les calices et le bassinet présentent de petites taches ecchymotiques; la substance corticale est molle, un peu jaunâtre.

Fig. 2'. — Coupe microscopique de l'organe ci-dessus (250 diamètres). *g*, glomérule; *c*, tube urinifère dont les cellules épithéliales sont légèrement troubles ; *t*, trame conjonctive parsemée de noyaux allongés ; *v*, vaisseau.

Fig. 3. — **Néphrite catarrhale dans un cas de choléra** (385 diamètres). Coupe microscopique d'un rein dont les cellules épithéliales sont troubles et granulées ; *c*, canalicule tapissé de cellules épithéliales ainsi altérées.

Fig. 4. — **Néphrite métastatique** (grandeur naturelle). Surface extérieure d'un rein dont la substance corticale offre une teinte pâle grisâtre et des taches jaunâtres produites par des amas graisseux occupant surtout les vaisseaux.

Fig. 4'. — Coupe microscopique du rein ci-dessus (170 diamètres). *m*, trame conjonctive épaissie avec amas graisseux ; *c*, tube urinifère. *v*. vaisseau renfermant un bouchon graisseux.

Fig. 5. **Néphrite scléreuse ou interstitielle** (demi-nature). Le rein entier dont la surface est injectée et parsemée de granulations miliaires assez égales.

Fig. 5'. — Coupe microscopique du même organe dont les cloisons fibreuses sont épaissies et rétractées (250 diamètres). *g*, glomérules; *c*, canalicules avec exsudat gélatiniforme.

Fig. 1

Fig. 4'

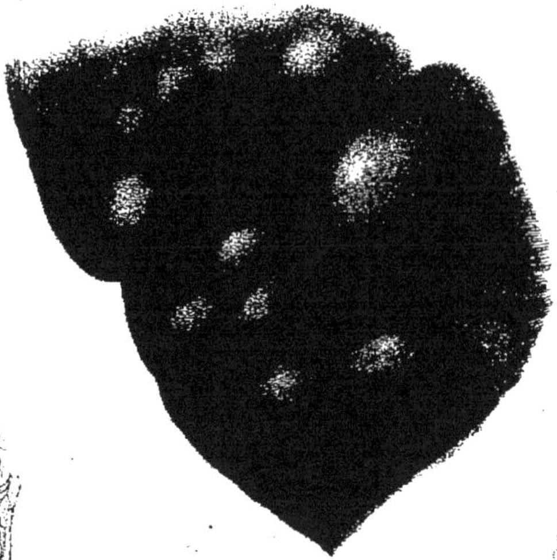

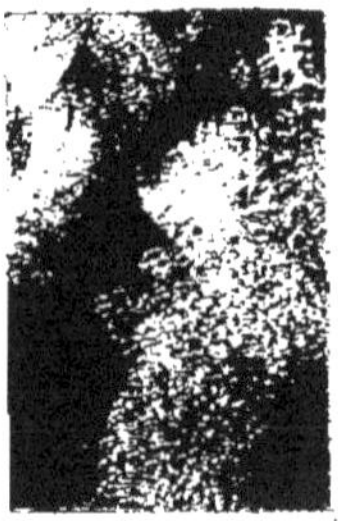

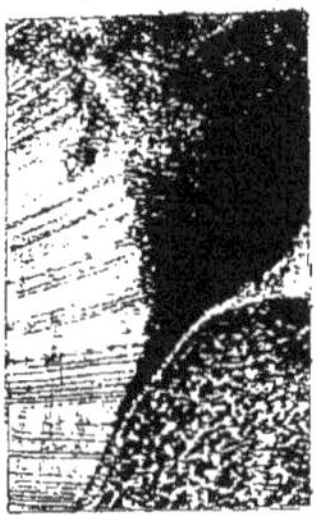

Fig

Fig. 6'

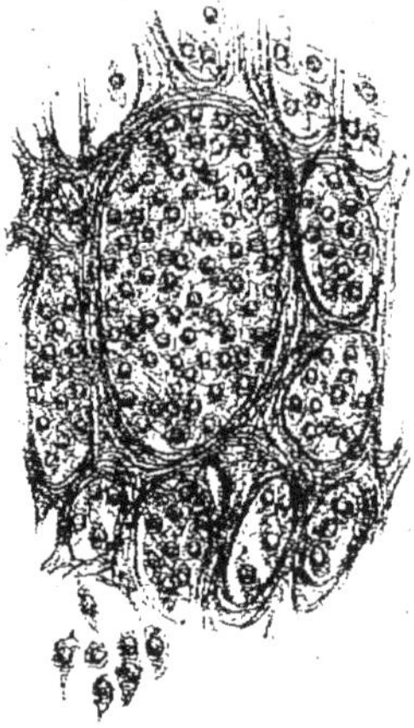

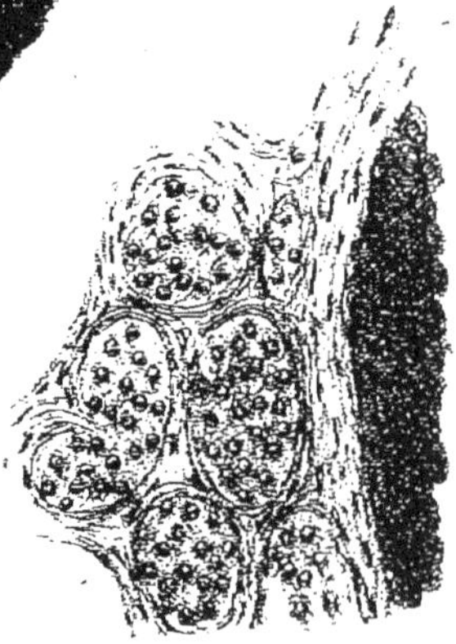

Fig.

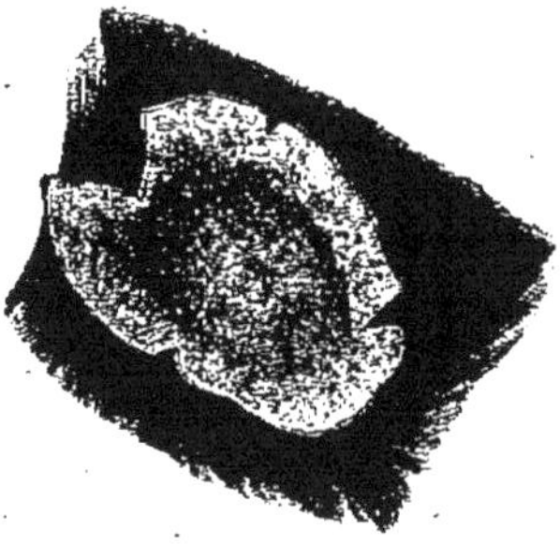

Fig. 5

c

Fig. 2

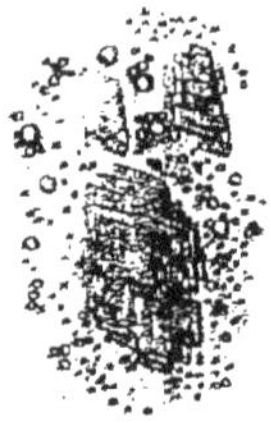

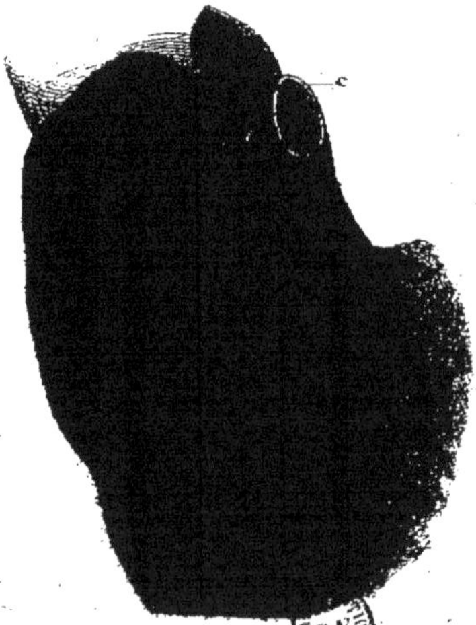

Fig.

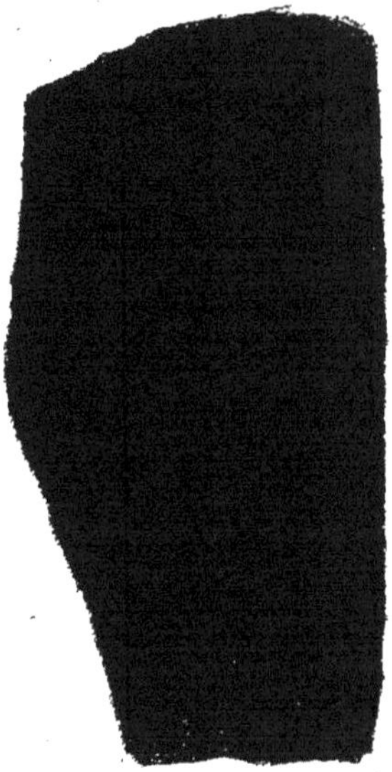

Fig. 5'

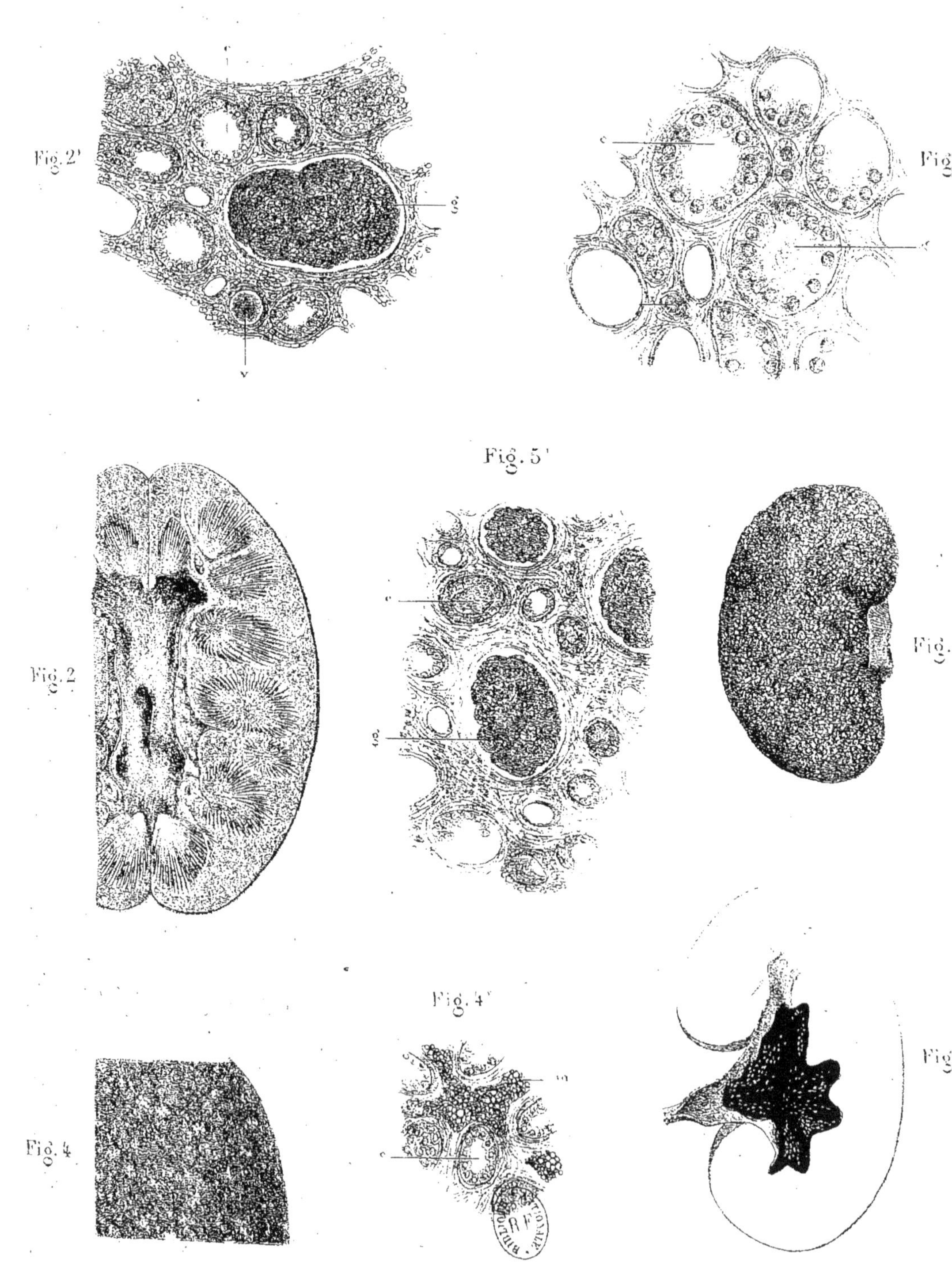
Fig. 2'
Fig. 2
Fig. 5'
Fig. 4'
Fig. 4

PLANCHE 33

Fig. 1. — **Néphrite interstitielle chez un enfant atteint de syphilis héréditaire** (grandeur naturelle). Moitié d'un rein dont la substance corticale, ferme et indurée, présente un léger état de décoloration.

Fig. 1'. — Coupe microscopique du même rein, où l'un des glomérules se trouve circonscrit par la substance conjonctive épaissie et parsemée de cellules et de noyaux allongés. Plusieurs tubes réunis sont, dans le voisinage, entourés par la même substance.

Fig. 2. — **Néphrite interstitielle avec altération des artères rénales et du système artériel** (demi-nature). Un rein entier, notablement diminué de volume; la surface extérieure est granulée et la coupe laisse voir une atrophie marquée de la substance corticale. L'artère qui s'y distribue est élargie et ses parois sont hypertrophiées.

Fig. 3. — **Néphrite secondaire au rétrécissement des orifices des uretères par un cancer utéro-vésical.** Un rein entier incisé de façon à montrer le bassinet dilaté et les calices presque complétement effacés. La substance parenchymateuse de cet organe, la substance corticale surtout, est lisse, indurée, jaunâtre et atrophiée.

Fig. 3'. — Coupe microscopique de ce même rein (250 diamètres). Deux glomérules circonscrits et atrophiés par un tissu fibreux semé de cellules et noyaux embryonnaires. Dans le voisinage de l'un d'eux, surface de section perpendiculaire de quelques canaliculi dépouillés de leurs épithéliums.

Fig. 4. — **Néphrite secondaire à une cystite** (grandeur naturelle). Portion de la face extérieure d'un rein où se voient de petites granulations blanchâtres purulentes entourées de vaisseaux larges et injectés.

Fig. 5. — **Infarctus rénal** (2e période) (demi-nature). Un rein entier avec trois infarctus jaunâtres, s'enfonçant sous forme de coins dans son parenchyme. Le tissu rénal est violacé au pourtour de ces infarctus. Les vaisseaux correspondants sont obstrués.

Fig. 6. — **Infarctus rénal** (3e période) (demi-nature). Un rein entier dont l'une des faces présente plusieurs dépressions cicatricielles résultant de la résorption d'une partie du parenchyme. L'une des branches artérielles *b* de ce viscère est obstruée par un caillot ancien et adhérent.

Fig. 7. — **Pigmentation du rein** (grandeur naturelle). Une portion de rein dont la substance corticale offre une teinte bronzée et dont la pyramide est, vers sa partie moyenne, le siége d'une large tache noirâtre.

Fig. 7'. — Dessin microscopique de ce même organe destiné à montrer que les tubuli sont le siége de la coloration pigmentaire.

Fig. 7''. — Cellules épithéliales d'un canalicule du même rein infiltrées de pigment (200 diamètres).

Fig. 8. — **Stéatose alcoolique du rein** (grandeur naturelle). Portion de rein dont la substance corticale est décolorée, un peu jaunâtre et plutôt épaissie qu'atrophiée.

PLANCHE 34

FIG. 1. — **Stéatose alcoolique du rein** (demi-nature). Surface de section médiane d'un rein stéatosé. Les pyramides de Malpighi sont un peu décolorées, et la substance corticale offre une teinte jaunâtre avec pointillé sanguin ; *g*, dépôt graisseux à la limite du rein et du bassinet.

FIG. 1'. — Dessin microscopique du même organe (état frais). *g*, glomérule de Malpighi resté sain et un canalicule dont l'épithélium est en dégénérescence graisseuse ; *tt*, canalicules remplis de cellules épithéliales altérées par des granulations graisseuses ou détruites. (120 diamètres.)

FIG. 2. — **Stéatose phosphorique du rein** (grandeur naturelle). Surface de section d'une portion de rein dont la substance corticale est tuméfiée, jaunâtre, pointillée de rouge par suite de l'injection des glomérules de Malpighi.

FIG. 2'. — Deux canalicules urinifères provenant du rein représenté fig. 2. Ces canalicules sont comblés par des granulations graisseuses infiltrant leurs éléments épithéliaux (350 diamètres).

FIG. 3. — **Leucomatose du rein** (demi-nature). Rein entier, légèrement aplati sur ses deux faces, lisse, grisâtre, cireux, avec petites injections étoilées à sa surface.

FIG. 3'. — Surface de section perpendiculaire du même organe dont la substance tubuleuse a une teinte rougeâtre tandis que la substance corticale offre une coloration jaune saumon.

FIG. 3''. — Dessin microscopique de ce même rein traité par la solution aqueuse d'iode. Les branches artérielles et les glomérules de Malpighi sont colorés en rouge. (40 diamètres.)

FIG. 3'''. — Autre dessin microscopique du même organe non traité par l'iode. Une branche artérielle *a*, dont les parois sont épaissies et transparentes, avec ses glomérules également modifiés. (50 diamètres.)

FIG. 4. **Leucomatose rénale** (grandeur naturelle). Surface de section perpendiculaire d'un rein atteint de cette altération. La substance tubuleuse est violacée ; la substance corticale est grisâtre, argentée.

FIG. 4'. — Dessin microscopique du rein de la figure 4. *a*, branche artérielle avec glomérules de Malpighi. Les parois de ce vaisseau sont épaissies, transparentes à la suite de leur infiltration par une matière albuminoïde ; *cc*, section perpendiculaire de tubuli rénaux dont la paroi est également altérée (100 diamètres).

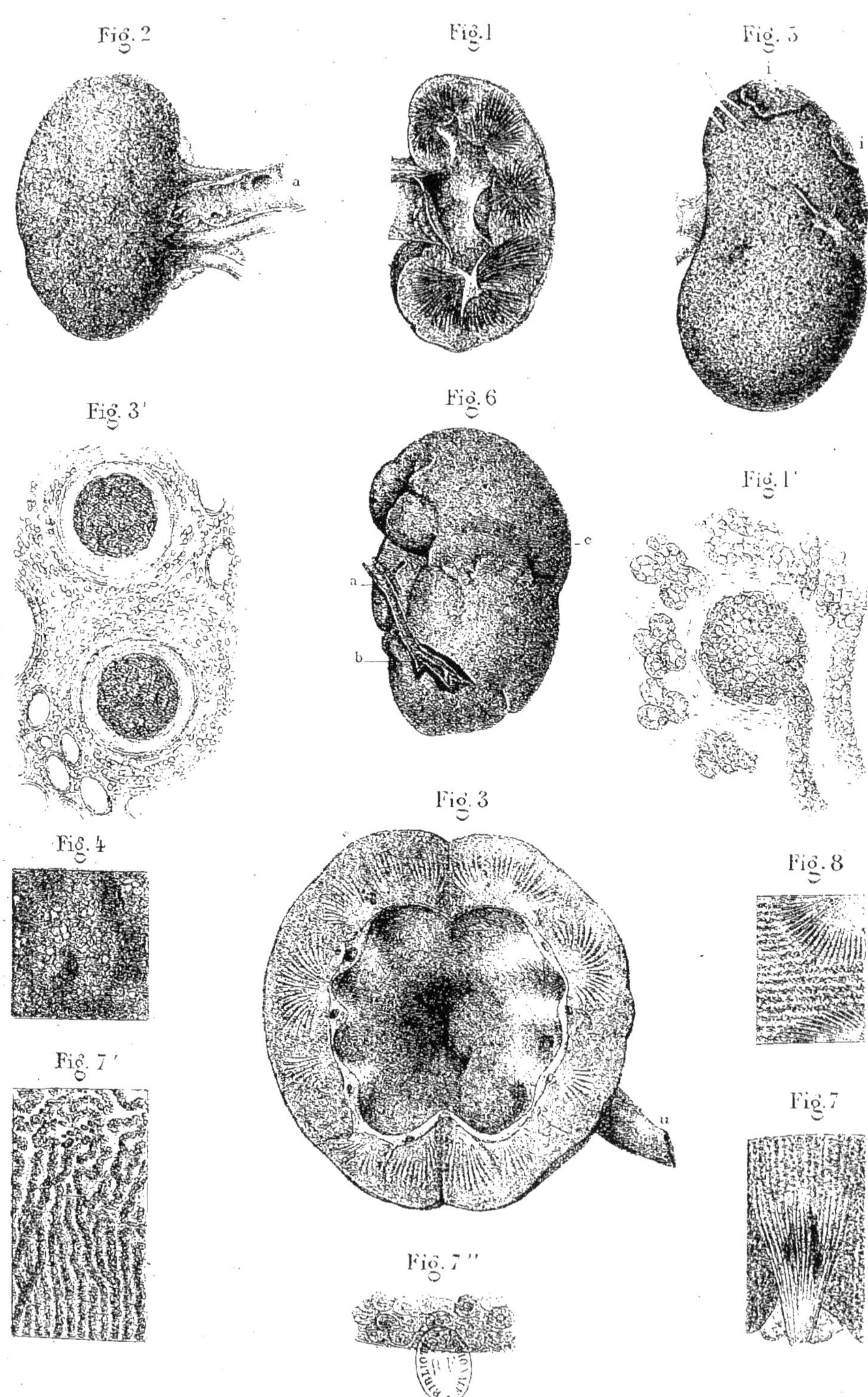
Fig. 2
a
Fig. 1
Fig. 5
i
i
Fig. 3'
Fig. 6
c
a
b
Fig. 1'
Fig. 3
u
Fig. 4
Fig. 8
Fig. 7'
Fig. 7
Fig. 7''

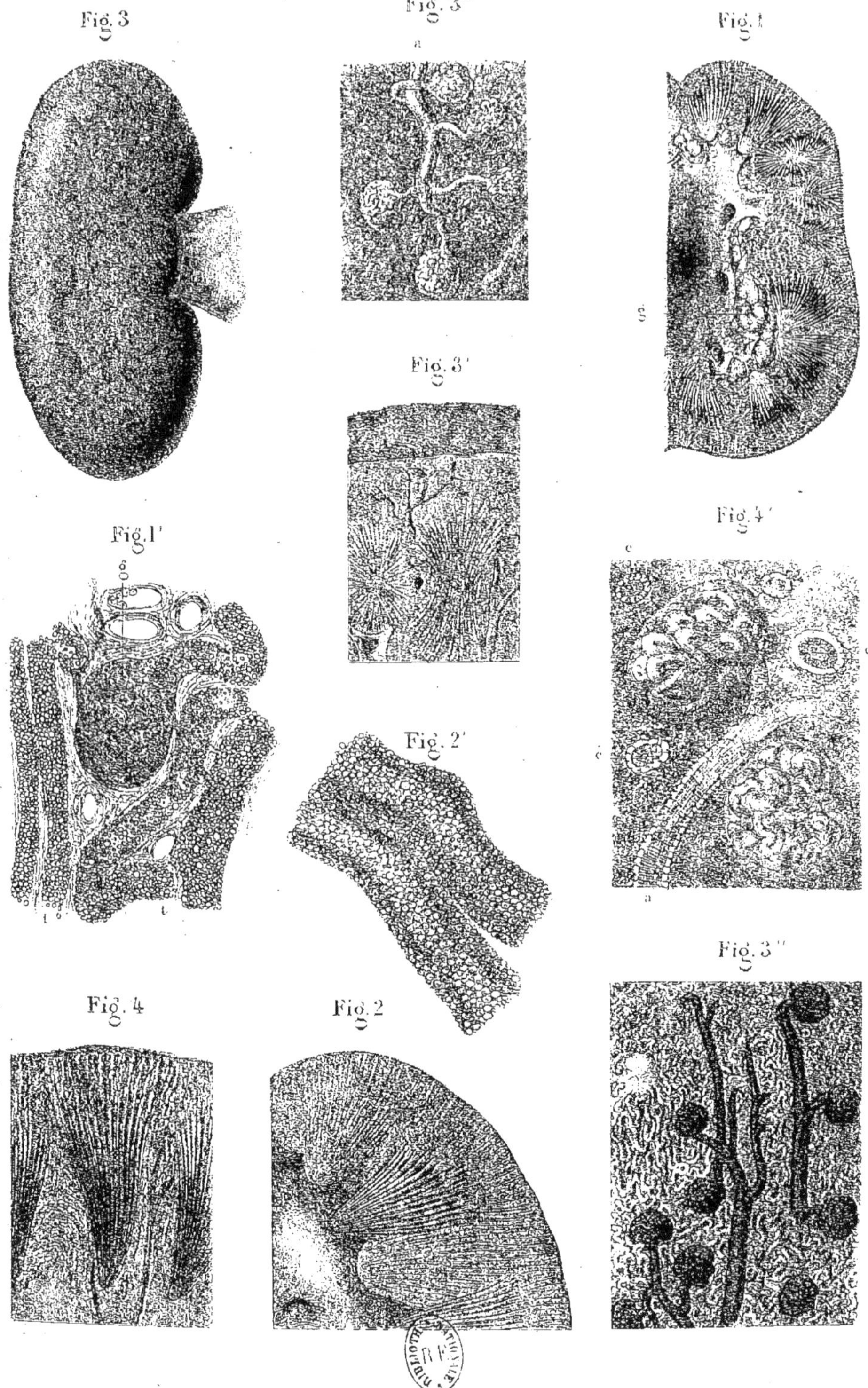
Fig. 3
Fig. 3'''
Fig. 1
Fig. 3'
Fig. 1'
Fig. 4'
Fig. 2'
Fig. 3''
Fig. 4
Fig. 2

PLANCHE 35

Fig. 1. — **Dégénérescence kystique du rein** (demi-nature). Un rein entier dont le parenchyme est transformé en poches kystiques ayant depuis le volume d'un grain de chènevis jusqu'à celui d'une grosse noisette. Ces poches renferment un liquide plus ou moins trouble et diversement coloré.

Fig. 1'. — Surface de section du même organe (grandeur naturelle), où l'on aperçoit un certain nombre de poches vides.

Fig. 1''. — Tablettes de cholestérine, globules sanguins et cellules diverses, pour la plupart granuleuses contenus dans le liquide du rein précédent.

Fig. 2. — **Tuberculose du rein** (grandeur naturelle). Surface de section d'une portion de rein dont la substance corticale présente des granulations tuberculeuses miliaires, disséminées et grisâtres.

Fig. 3. — **Tuberculose des voies urinaires** (demi-nature). Section médiane du rein et du bassinet. A la surface interne de ce dernier et à l'origine de l'uretère, petits amas de granulations miliaires, circonscrits par une vive injection; *pp*, pyramides de Malpighi ulcérées, anfractueuses et presque entièrement détruites par le ramollissement de dépôts tuberculeux.

Fig. 3'. — Portion de la vessie du même malade à la surface de laquelle se voient de nombreuses granulations tuberculeuses (grandeur naturelle).

Fig. 4. — **Tuberculose des voies urinaires avec dépôts caséeux dans le rein** (demi-nature). Rein droit divisé en deux moitiés afin de montrer le bassinet et les pyramides. Les calices sont rétrécis et enflammés, et les pyramides des deux tiers inférieurs de l'organe sont transformées en une masse caséeuse, sorte de bouillie jaunâtre ou blanchâtre; *A*, kyste caséeux renfermant de petites cellules arrondies, granuleuses, et des cristaux de cholestérine *B*.

Fig. 4'. — Uretère du même organe dont la muqueuse est ulcérée et presque totalement détruite.

PLANCHE 36

FIG. 1. — **Tuberculose des voies urinaires.** Même fait que pl. 35, fig. 4 et 4'. Poche kystique lobulé représentant le rein gauche dont la substance parenchymateuse a complétement disparu ; *u*, uretère oblitéré.

FIG. 1'. — Vessie appartenant au même malade que le rein représenté fig. 1. La muqueuse de cet organe est partout ulcérée, à part le bas-fond qui est lisse et assez normal (demi-nature).

FIG. 1''. — Portion de la même vessie prise en *a*. Il existe à la surface de la muqueuse de petites ulcérations circonscrites par un dépôt jaunâtre.

FIG. 12. — **Fibrome du rein** (demi-nature). Surface de section d'un rein avec petite tumeur fibreuse blanchâtre dans l'une des pyramides de Malpighi.

FIG. 13. — **Cystite végétante** (demi-nature). *o*, col vésical ; *g*, végétations kystiques disséminées dans le voisinage de cet orifice et circonscrites par une vive injection.

FIG. 4. — **Cystite calculeuse et pyélite végétante ou kystique** (demi-nature). Vessie contenant deux calculs d'acide urique. La membrane muqueuse, ecchymosée et épaissie, présente un grand nombre d'anfractuosités. (Vessie à colonnes.)

FIG. 4'. — Section médiane d'un des reins du malade auquel appartenait la vessie de la figure 4. La muqueuse du bassinet injectée est en outre semée de plusieurs petites végétations kystiques (demi-nature).

FIG. 4''. — Surface extérieure du même rein. La coloration jaunâtre est due à un léger degré de dégénérescence graisseuse.

FIG. 5. — **Urctérite végétante ou kystique** (demi-nature). Une grande partie d'un uretère dont la muqueuse injectée est parsemée de petites végétations ayant pour la plupart subi une transformation kystique. *a*, l'un de ces kystes de grandeur naturelle et vu de profil.

FIG. 6. — **Hypertrophie de la partie moyenne de la prostate, formant valvule vésicale** (demi-nature). En arrière de l'orifice vésical existe en *v* une tumeur épaissie, saillante, sorte de valvule venant s'opposer à l'écoulement de l'urine. Le bas-fond de la vessie est tapissé par une muqueuse hypertrophiée et inégale. (Vessie à colonnes.)

FIG. 6'. — Éléments allongés (fibres-cellules) et petites cellules granuleuses provenant de la précédente tumeur.

FIG. 7. — **Carcinome colloïde de la vessie** (demi-nature). La vessie entière hypertrophiée, mais non agrandie, présente à la surface interne en arrière du bas-fond, une masse transparente, colloïde, et vers la circonférence de cette masse de nombreuses papilles hypertrophiées.

FIG. 7'. — L'une de ces papilles, vue à un grossissement de 30 diamètres.

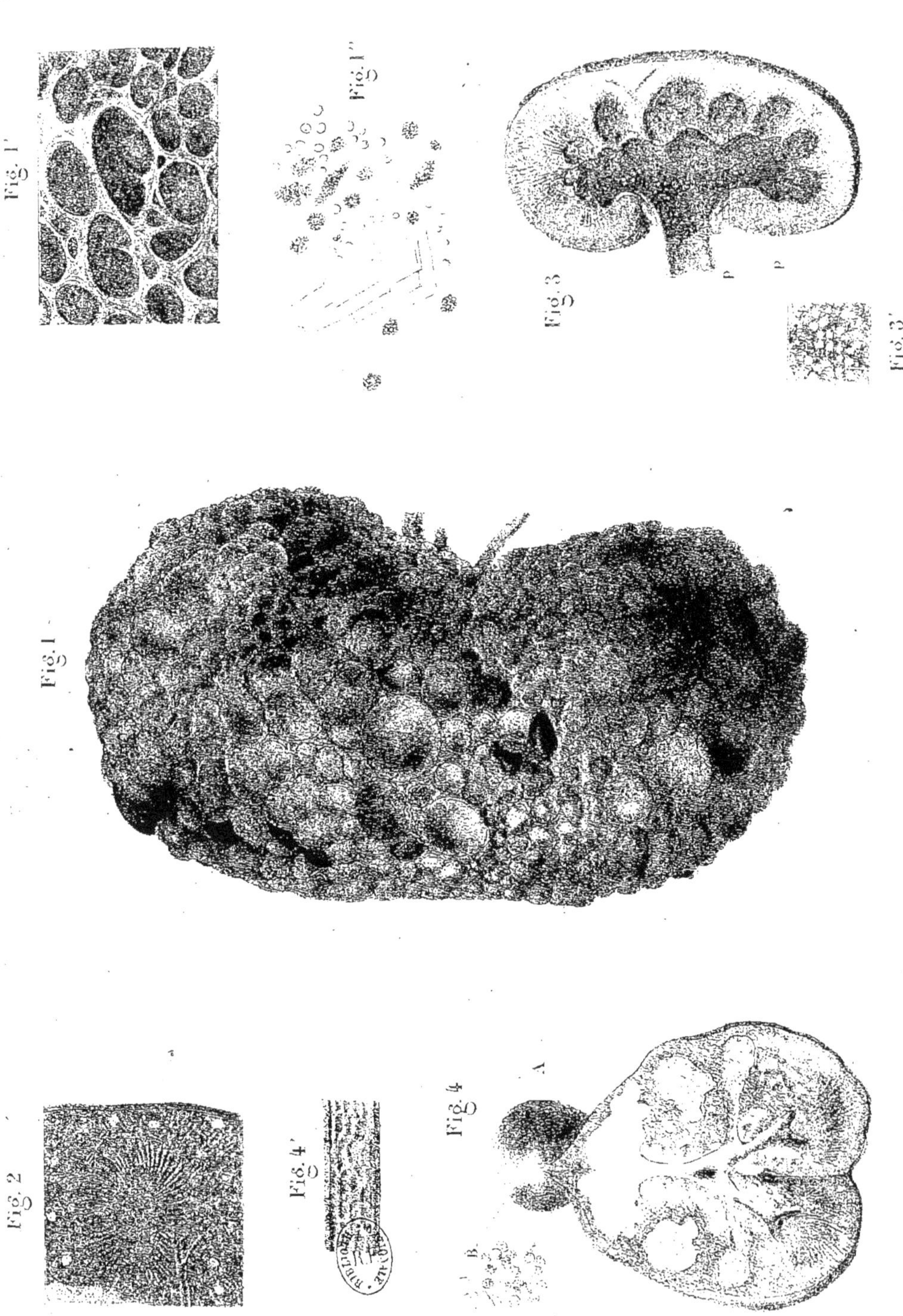
Fig. 1'
Fig. 1''
Fig. 3
p
p
Fig. 3'
Fig. 1
Fig. 2
Fig. 4'
Fig. 4
A
B

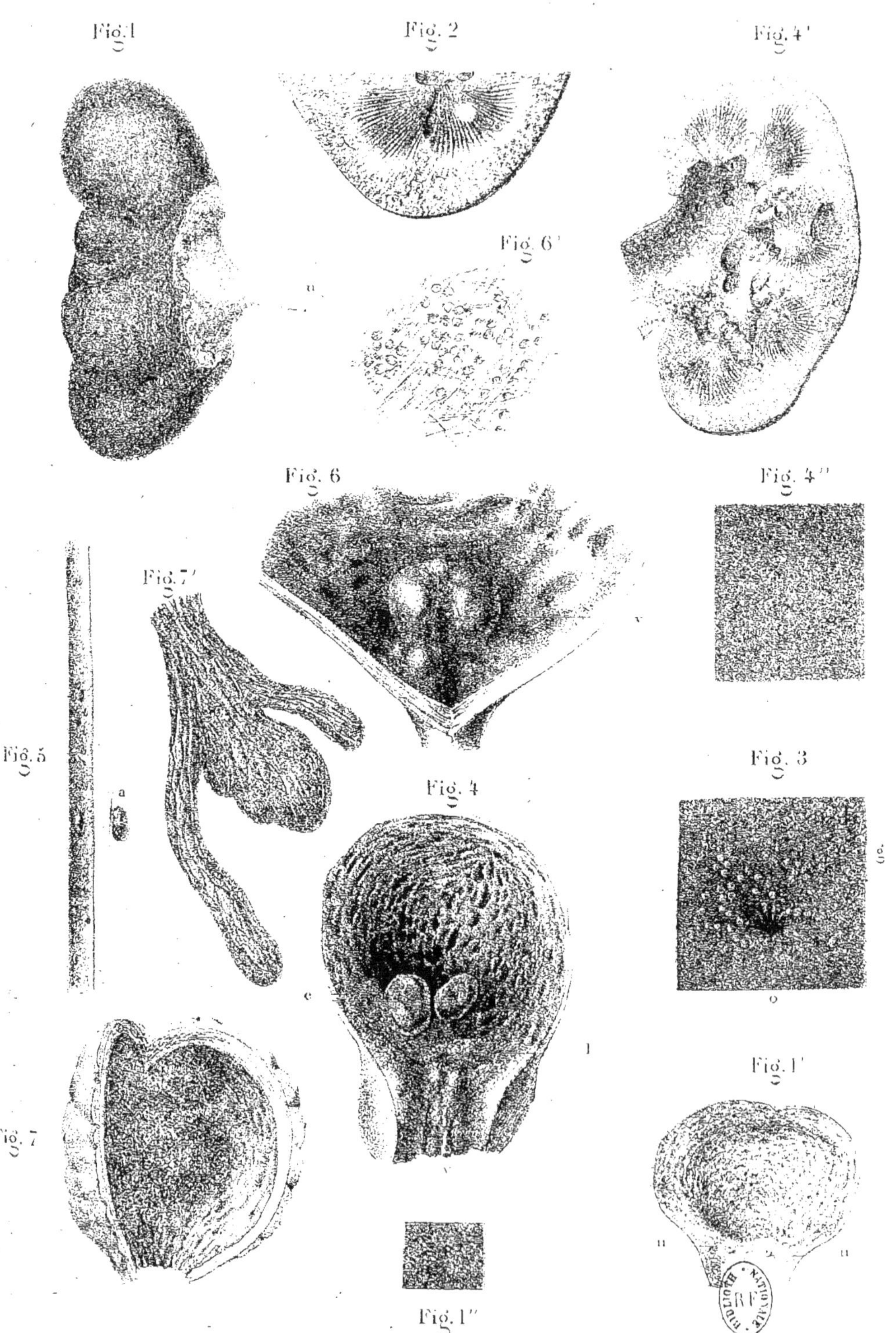
Fig. 1
Fig. 2
Fig. 4'
Fig. 6'
Fig. 6
Fig. 4''
Fig. 7'
Fig. 5
Fig. 3
Fig. 4
Fig. 1'
Fig. 7
Fig. 1''

PLANCHE 37

Fig. 1. — **Orchite variolique** (grandeur naturelle). Testicule entier tuméfié et incisé sur son bord inférieur, de façon à montrer les deux moitiés de son parenchyme. Induré et friable, cet organe présente à la coupe un grand nombre de taches jaunâtres ou granulations légèrement saillantes, séparées par un tissu grisâtre, fortement injecté. L'épididyme *e*, volumineux et vasculaire, est aussi altéré.

Fig. 1'. — Coupe microscopique, perpendiculaire à l'un des canalicules séminifères de l'organe précédent. *e* couche épithéliale tapissant ce canalicule ; *t*, trame conjonctive du voisinage rendue plus épaisse par la formation de jeunes éléments cellulaires à l'intérieur de ses mailles ; nul doute, par conséquent, qu'il ne s'agisse ici d'une orchite.

Fig. 2. — **Orchite syphilitique avec dépôts gommeux** (grandeur naturelle). Testicule incisé sur sa partie médiane et dont près d'une moitié a été retranchée. Cet organe, induré, non friable, se fait remarquer par la présence de dépôts gommeux et de tractus blanchâtres, dus à l'épaississement des cloisons fibreuses, puisque, comme celles-ci, ils convergent vers le corps d'Highmore. *a*, adhérence de la tunique vaginale à la tunique albuginée épaissie.

Fig. 3. — **Orchite syphilitique sans dépôt gommeux** (grandeur naturelle). Portion de testicule incisé suivant son bord convexe. *a*, adhérences unissant la tunique vaginale à l'albuginée. Ferme, élastique, le parenchyme testiculaire est traversé par des cloisons blanchâtres, fibreuses, entre lesquelles se rencontrent les canalicules séminifères altérés.

Fig. 3'. — Coupe microscopique perpendiculaire à l'un de ces canalicules. La cavité de celui-ci est remplie de granulations graisseuses *g* ; ses parois sont notablement épaissies par l'adjonction d'un tissu fibroïde de nouvelle formation. C'est là une altération semblable à l'hépatite interstitielle.

Fig. 4. — **Orchite gommeuse** (grand. nat.). Testicule incisé par la moitié. *a*, adhérences des deux tuniques vaginale et albuginée. *g*, dépôt gommeux remplaçant la substance testiculaire.

Fig. 4'. — Granulations graisseuses et cristaux de margarine, provenant de ce même dépôt.

Fig. 5. — **Tuberculose du testicule** (grand. nat.). Le testicule est coupé suivant son bord supérieur, l'incision traverse l'épididyme *ee* transformé en masses caséeuses, au sein desquelles il est encore possible de trouver des granulations tuberculeuses. Ces masses, en voie de ramollissement, font adhérer les deux feuillets de la tunique vaginale, et déjà elles ont commencé à atteindre les tuniques plus superficielles et à les perforer en *f* (fongus du testicule). *g*, granulations tuberculeuses disséminées dans l'épaisseur du parenchyme du testicule ; *c*, canal déférent.

PLANCHE 38

FIG. 1. — **Métrite cystique** (demi-nature). L'utérus entier incisé sur sa face antérieure dans le but de montrer sa cavité. *p*, kyste muqueux inséré sur le fond de l'organe A l'intérieur du col, glandes rendues saillantes par rétention de leur produit de sécrétion. Ces glandes, dont l'une pédiculée *n* fait saillie à travers l'orifice du vagin, sont généralement connues sous le nom d'*œufs de Naboth ; k*, petits kystes développés à la surface de la trompe. *o*, ovaire.

FIG. 2. — **Épithéliome pavimenteux de l'utérus** (demi-nature). L'utérus en partie incisé, suivant sa longueur. *e*, végétation mamelonnée remplissant le cul-de-sac vaginal et recouvrant le museau de tanche presque tout entier ; *u*, ramollissement de la muqueuse vaginale et ulcère. *o*, ovaire.

FIG. 2'. — Cellules épithéliales de formes diverses et globes épidermiques. *c*, une cellule avec noyaux multiples et une cavité dans son épaisseur.

FIG. 3. — **Épithéliome utérin** (demi-nature). Section de l'utérus au niveau du col. *p*, papilles normales faisant saillie dans l'une des anfractuosités de la muqueuse cervicale ; *ee*, papilles hypertrophiées et en voie d'altération épithéliale.

FIG. 3'. — Une de ces papilles vue à un grossissement de 10 diamètres.

FIG. 3''. — Dessin microscopique de la même papille en *a* (250 diamètres).

FIG. 4. — **Myxome cystoïde multiple du placenta ou môle hydatique** (demi-nature). La figure représente le sommet de quelques villosités du chorion affectées de kystes multiples. Ces villosités proviennent d'une masse beaucoup plus volumineuse qui avait été rendue en même temps qu'une certaine quantité de sang.

FIG. 5. — **Myxome utérin** (demi-nature). L'utérus entier, volumineux, ouvert en avant, présente à sa face interne *n* des saillies marronnées, grisâtres ou brunâtres, constituées par des éléments cellulaires peu nombreux et une substance amorphe intermédiaire. *m*, le col utérin, exempt de cette altération.

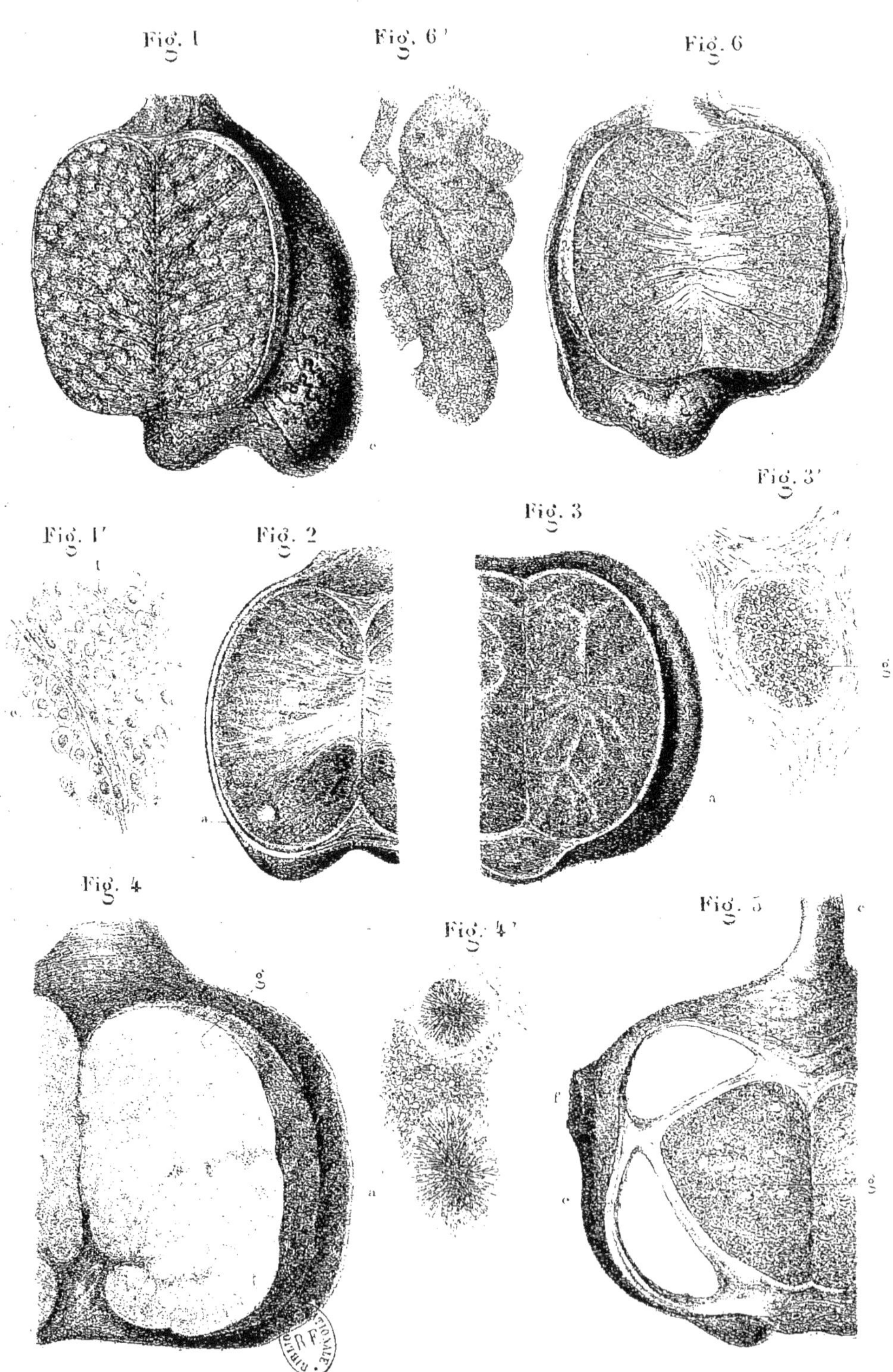
Fig. 1
Fig. 6'
Fig. 6
Fig. 3'
Fig. 3
Fig. 1'
Fig. 2
Fig. 4
Fig. 4'
Fig. 5

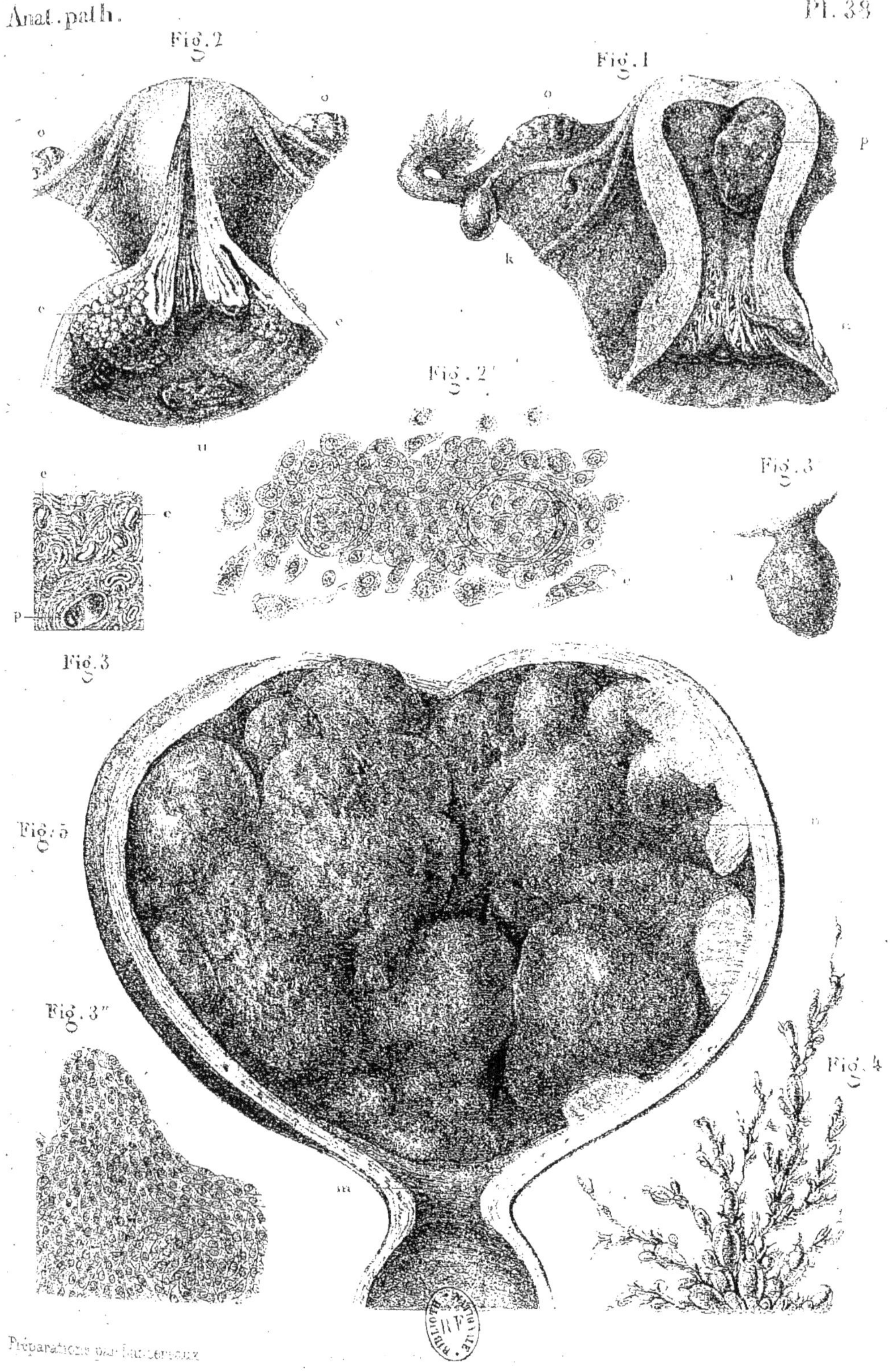

Préparations par Lancereaux

PLANCHE 39

FIG. 1. — **Myomes utérins** (corps fibreux de l'utérus) (demi-nature). L'utérus est figuré tout entier. *mm*, deux corps fibreux, chacun du volume d'un noyau de cerise ; *m'*, corps plus volumineux, bosselé, lobulé, saillant dans la cavité du péritoine et maintenu, par un pédicule allongé, au fond de l'utérus. *o*, museau de tanche.

FIG. 1'. — Coupe médiane du fond de l'utérus et de la tumeur *m'* qui s'y trouve insérée. *p*, sorte de tissu érectile servant de pédicule à cette tumeur; *m*, corps fibreux pisiforme dans l'épaisseur de la paroi utérine, tout près de la muqueuse qu'il était appelé à refouler au fur et à mesure de son développement.

FIG. 2. — Coupe microscopique destinée à montrer le squelette fibreux du myome *m'*. (50 diamètres.)

FIG. 2'. — Dessin microscopique (250 diamètres) d'une portion de la tumeur précédente où se voient, dans une gangue conjonctive, des fibres-cellules, les unes disposées longitudinalement, les autres sectionnées perpendiculairement.

FIG. 2''. — Fibres-cellules ayant subi une dégénérescence graisseuse plus ou moins complète. (350 diamètres.)

FIG. 3. — **Myxome cystique du péritoine** (demi-nature). L'utérus, vu par sa face postérieure, adhère à gauche à des anses intestinales. A droite, il existe sur la face postérieure de la trompe une végétation arborescente et terminée par des renflements villeux; à gauche, deux végétations analogues, mais plus petites, ont leur point de départ à la surface du ligament large.

FIG. 3'. — Deux extrémités renflées de ces végétations avec contenu liquide dans leur épaisseur.

FIG. 3''. — Plusieurs saillies, en forme de villosités, insérées sur un pédicule commun. (15 diamètres.)

FIG. 3'''. — Extrémité d'une de ces saillies villeuses recouverte d'un épithélium cylindrique. (200 diamètres.

PLANCHE 40

Fig. 1. — **Méningite alcoolique** (demi-nature). La face convexe des deux hémisphères cérébraux est recouverte par des membranes opalines parsemées de points blanchâtres ou petits exsudats déposés dans l'épaisseur de l'arachnoïde. Sur quelques points, il existe, dans l'intervalle de deux circonvolutions atrophiées, une accumulation de liquide céphalo-rachidien. Les membranes se détachent facilement des circonvolutions, qui sont petites, lisses, pâles et en même temps très-fermes.

Fig. 1'. — Section perpendiculaire de la protubérance et du bulbe destinée à montrer en *a* un foyer circonscrit d'inflammation. La substance nerveuse est, à ce niveau, modifiée dans sa consistance, sa couleur et sa structure.

Fig. 2. — **Méningite tuberculeuse** (demi-nature). Moitié antérieure de la base du cerveau dont les méninges molles sont opaques et épaissies, tandis qu'elles sont semées de granulations miliaires grisâtres dans la profondeur et au voisinage de la fosse de Sylvius. *c*, nerf moteur oculaire commun injecté et grisâtre.

Fig 2'. — Fond de la fosse de Sylvius qui ne pouvait être montré dans la figure précédente.

Fig. 2''. — Dessin microscopique du nerf moteur oculaire commun altéré (220 diamètres). On constate entre les tubes nerveux, dans la trame conjonctive, la présence de jeunes cellules arrondies identiques avec celles que nous allons retrouver dans les parois des vaisseaux.

Fig. 3. — *a*, *b*, *c*, artérioles prises dans l'épaisseur de la pie-mère de la fosse sylvienne (20 diamètres). Ces artérioles présentent des renflements et des nodosités dites granulations tuberculeuses.

Fig. 3'. — Une autre artériole vue à un grossissement plus fort (150 diamètres). Il est manifeste que les éléments (petites cellules rondes) qui constituent la granulation ont leur siége dans la membrane externe du vaisseau, puisqu'elles sont recouvertes par la gaîne lymphatique.

Fig. 3''. — Artériole semblable (300 diamètres). La tunique externe de ce vaisseau est infiltrée de cellules jeunes, arrondies, qui, par leur accumulation sur un point, donnent lieu à la granulation.

Fig. 4. — Section d'une circonvolution cérébrale d'un jeune enfant avec dépôt tuberculeux dans son épaisseur.

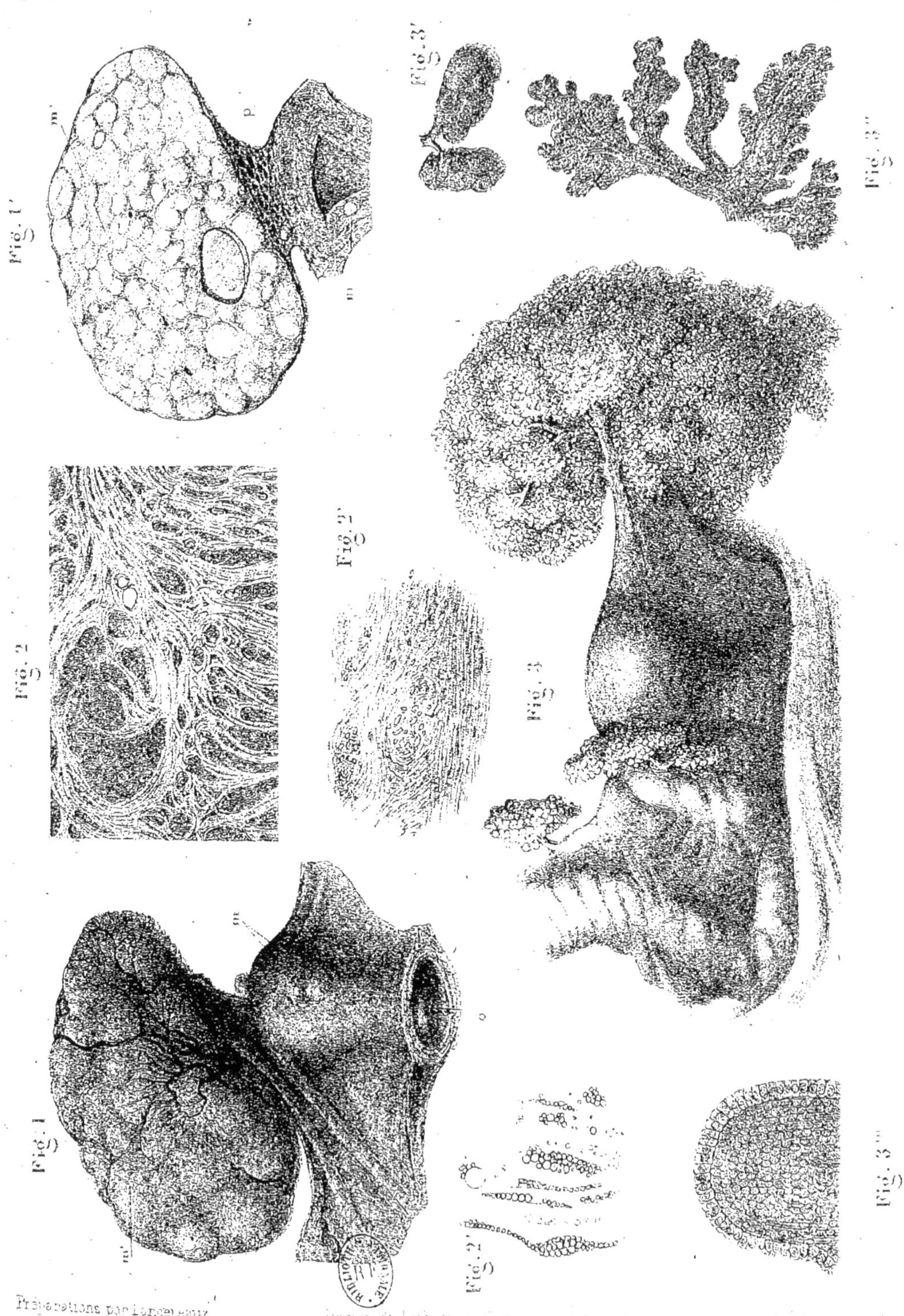

Préparations par Lancereaux

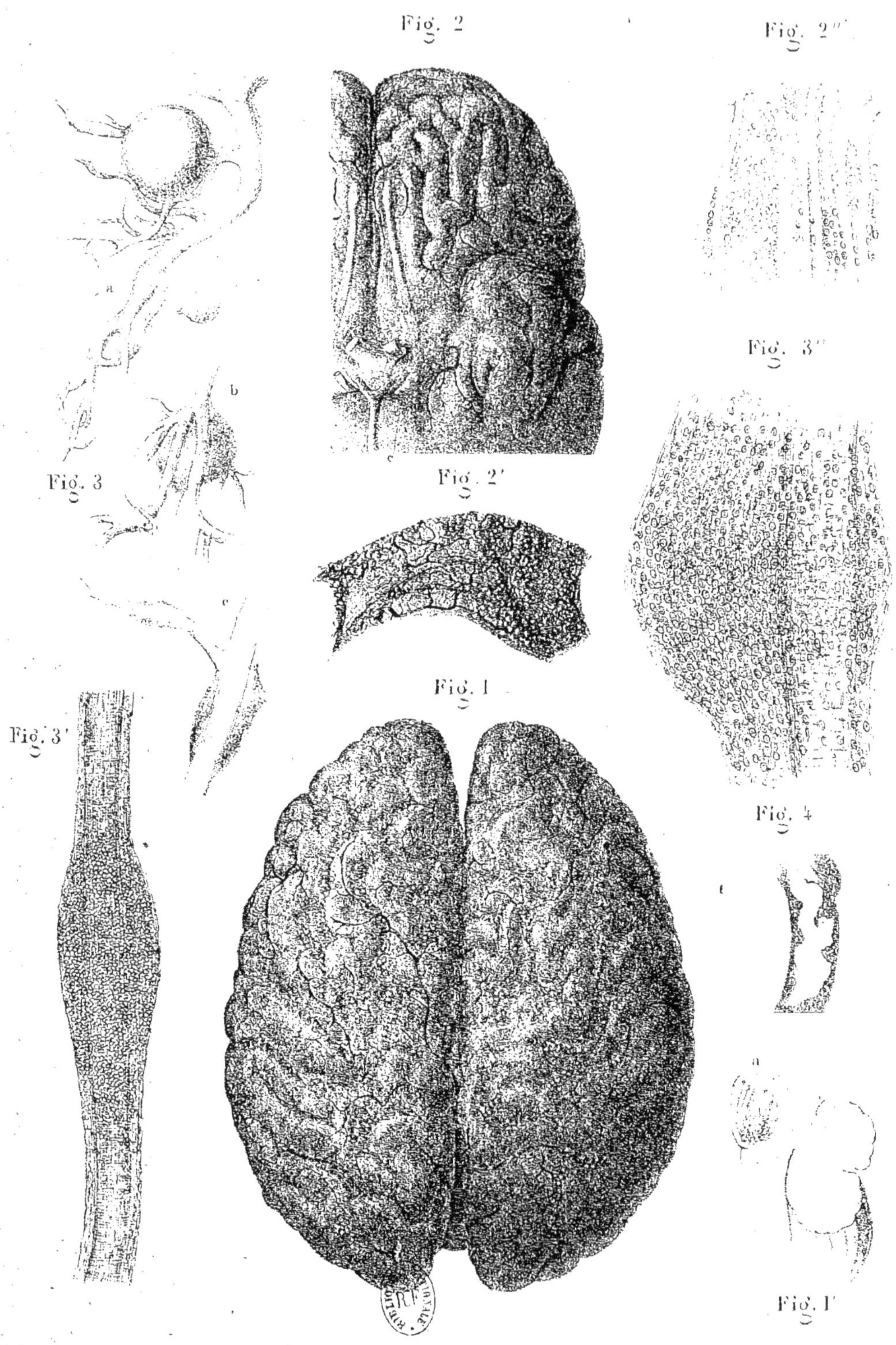
Fig. 2
Fig. 2''
Fig. 3''
Fig. 3
Fig. 2'
Fig. 1
Fig. 3'
Fig. 4
Fig. 1'
a
b
c

PLANCHE 41

FIG. 1. — **Méningite syphilitique** (grand. nat.). Section verticale à la convexité de l'un des hémisphères cérébraux. La dure-mère *d*, épaissie, adhère aux membranes sous-jacentes et à la substance cérébrale. Cette substance *c* est grisâtre, moins consistante et manifestement enflammée.

FIG. 1'. — La dure-mère qui tapisse la fosse basilaire est le siége d'un dépôt gommeux *g*.

FIG. 1''. — Coupe microscopique de ce dépôt. *a*, tissu fibreux normal ; *b*, ce même tissu infiltré de jeunes cellules arrondies occupant pour la plupart des espaces allongés, fusiformes ; plus loin, au centre de la tumeur, la trame a presque complétement disparu. *c*, cellules isolées, pourvues d'un noyau très-réfringent (250 diamètres).

FIG. 1'''. — Bulbe rachidien vu par sa face antérieure (grand. nat.). En *t* existe une tumeur gommeuse du volume d'un noyau de cerise, développée dans l'épaisseur des méninges. Cette tumeur se trouve en partie recouverte par le tronc basilaire.

FIG. 2. — **Tubercule crétacé de la couche optique gauche ; sclérose secondaire.** Les corps striés, couches optiques, etc. sont seuls dessinés (demi-nature). La couche optique gauche incisée présente vers sa partie moyenne et inférieure une masse arrondie, inégale, d'une dureté pierreuse.

FIG. 2'. — Cette masse isolée, dont un fragment est en partie séparé (grand. nat.).

FIG. 2''. — Le bulbe de la même personne vu par sa face antérieure (demi-nature). La pyramide *p* correspondant à la couche optique altérée est plus mince que celle du côté opposé. (Atrophie par sclérose descendante.)

FIG. 3. — **Sarcome névroglique ou gliôme** (demi-nature). La face interne de l'hémisphère gauche présente à l'union de son tiers antérieur et de son tiers moyen une teinte grisâtre avec léger renflement et injection marquée des circonvolutions et de la partie correspondante du corps strié. Ces changements de la substance cérébrale sont dus à l'existence d'un produit de nouvelle formation.

FIG. 3'. — Section d'une circonvolution altérée. Elle offre, comme la surface de l'hémisphère, une teinte grisâtre et sur un point *g* une injection très-prononcée.

FIG. 3''. — Coupe microscopique pratiquée au centre même de cette altération (200 diamètres). Elle est constituée par un tissu réticulé, dans les mailles duquel existent des cellules libres, arrondies et de petites dimensions, possédant un noyau et une masse peu considérable de protoplasma. *v*, vaisseau rempli de globules sanguins.

FIG. 4. — **Sarcome fasciculé ou fibro-plastique du corps calleux** (demi-nature). Coupe du centre oval de Vieussens. La face supérieure du corps calleux et la substance blanche voisine sont renflées, de teinte grisâtre ou rougeâtre et très-vasculaires. A gauche de la ligne médiane, cette face est parsemée de taches brunâtres produites par des extravasats sanguins résultant de la rupture de quelques-uns des nombreux vaisseaux situés en ces points.

FIG. 4'. — Section verticale du corps calleux à sa partie moyenne. Cette section fait voir que cette partie du cerveau est manifestement épaissie et altérée dans toute son épaisseur. De teinte un peu grisâtre, elle est le siége d'une injection marquée et de points hémorrhagiques multiples.

FIG. 4''. — Dessin microscopique de l'altération ci-dessus. Cette altération est constituée par des cellules allongées et fusiformes à extrémités effilées. La substance nerveuse, étouffée par ces éléments, a disparu sur une certaine étendue.

PLANCHE 42

FIG. 1. — **Encéphalite scléreuse ou proliférative** (demi-nature). Section verticale de l'hémisphère droit du cerveau à la partie externe du ventricule latéral. *r*, foyer d'altération sous forme d'une large plaque indurée avec points plus mous, de teinte café au lait. Une zone de tissu sain sépare cette plaque de la substance grise des circonvolutions.

FIG. 1'. — Dessin microscopique de la substance cérébrale altérée (250 diamètres). *c*, trame fibrillaire, corps granuleux et granulations graisseuses isolées ; *t*, débris de tube nerveux ; *a*, artériole dont la gaîne externe est remplie de granules graisseux ; *b*, cellules fusiformes ou étoilées provenant du même centre d'altération.

FIG. 2. — **Sarcome névroglique** (demi-nature). Moitié externe de l'hémisphère gauche verticalement sectionné. *s*, foyer sarcomateux avec points jaunâtres en voie d'altération phymatoïde.

FIG. 3.— **Sarcome fasciculé ou fibro-plastique de la couche optique gauche** (demi-nature). Les corps striés *c*, les couches optiques *o*, et les tubercules quadrijumeaux *t*. La couche optique gauche, plus que triplée de volume, recouvre une partie du corps strié correspondant et fait saillie dans le ventricule moyen. Elle renferme dans son épaisseur une tumeur assez ferme et arrondie, parcourue par de nombreux vaisseaux et semée de quelques taches ecchymotiques. Les tubercules quadrijumeaux sont augmentés de volume.

FIG. 4. — **Sarcome méningien** (Psammôme). Dessin microscopique (140 diamètres) d'une lésion sarcomateuse ayant pour siége les membranes molles qui tapissent la face inférieure des lobes cérébelleux. *mm*, concrétions calcaires circonscrites par des cellules allongées et fusiformes lorsqu'elles sont vues de profil, aplaties lorsqu'elles se présentent de face ; *c*, lamelles ou cylindres calcaires ; *v*, vaisseau.

FIG. 4'. — *p*, une des concrétions calcaires ci-dessus ; *q*, cellules isolées et noyaux libres des mêmes cellules. (250 diamètres.)

FIG. 5. — **Exsudation sanguine et cristaux d'hématoïdine occupant les méninges de la grande circonférence du cervelet. Alcoolisme**. *c*, méninges épaissies et de teinte rouillée ; *f*, dessin microscopique de la substance nerveuse sous-jacente qui est infiltrée de cristaux rouges prismatiques d'hématoïdine (250 diamètres).

FIG. 6. — **Hémorrhagie miliaire des circonvolutions cérébelleuses. Cachexie** (demi-nature). Coupe d'une portion du cervelet. Les circonvolutions *c* sont parsemées de points rougeâtres constitués par des extravasats sanguins.

FIG. 7. — **Néomembrane circonscrivant un ancien foyer hémorrhagique.** A, cette membrane d'un jaune ocreux, constituée par une trame conjonctive très-mince et vasculaire, doit sa coloration à son infiltration par des grains d'hématosine et des cristaux d'hématoïdine. B, cristaux d'hématoïdine.

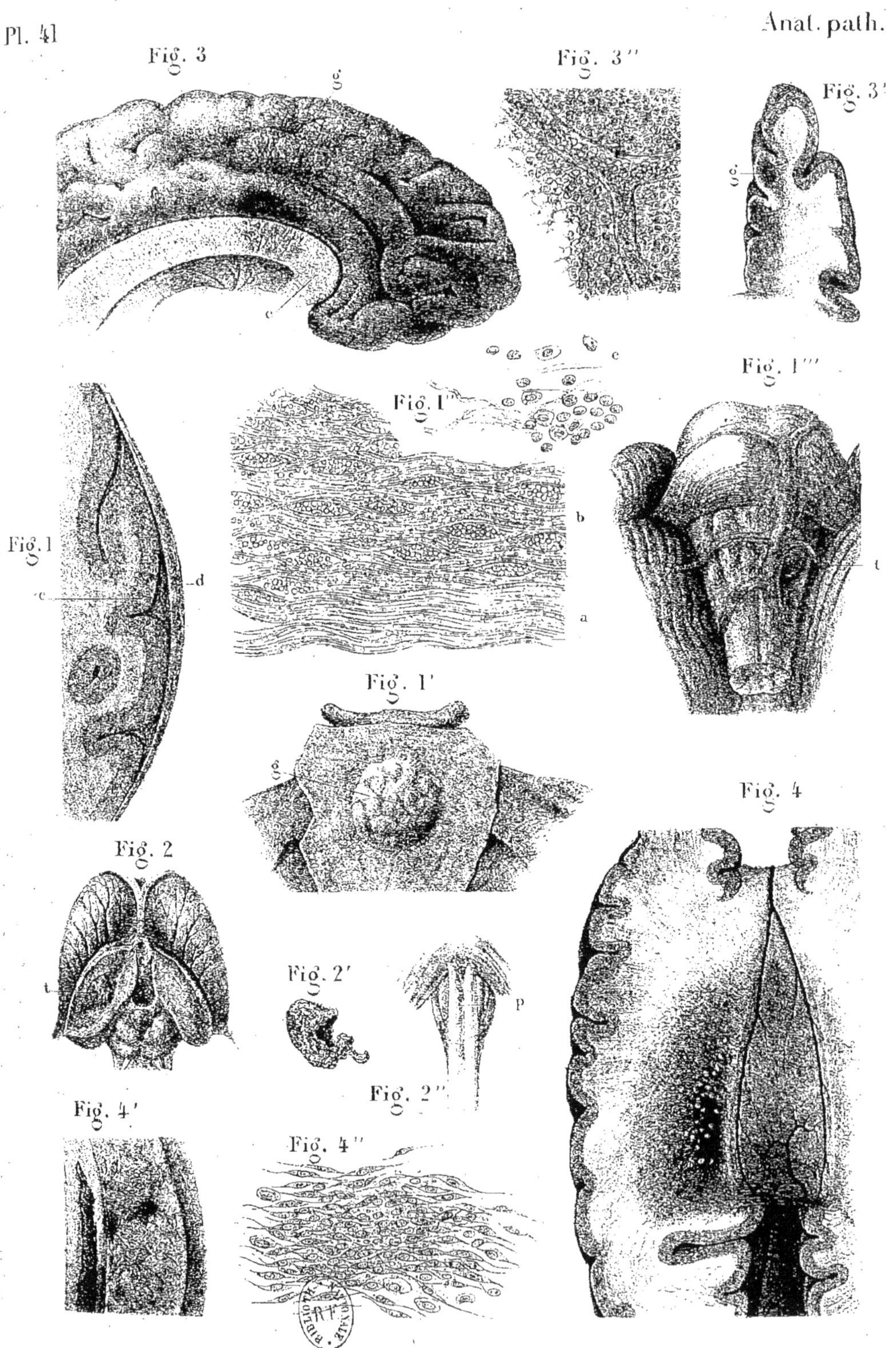

Préparations par Lancereaux

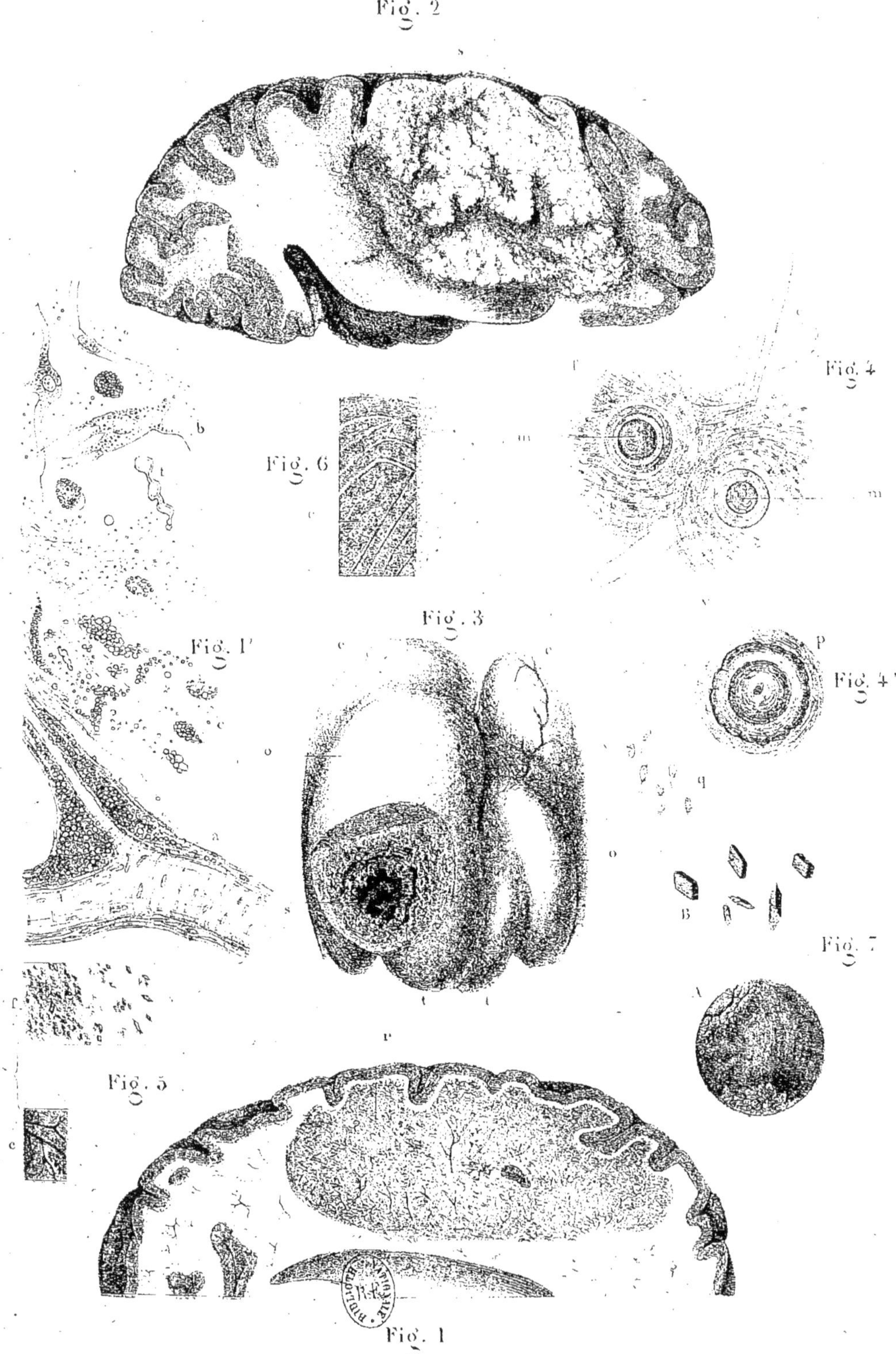
Fig. 2
s
Fig. 4
Fig. 6
m
m
Fig. 3
Fig. 1'
Fig. 4'
p
q
o
Fig. 7
B
A
Fig. 5
Fig. 1

PLANCHE 43

FIG. 1. — **Sarcome de la couche optique gauche**. Dessin microscopique (40 diamètres) destiné à montrer les vaisseaux de la tumeur représentée pl. 42, fig. 3. Ces vaisseaux, constitués par des parois extrêmement minces, sont le siége de dilatations anévrysmatiques nombreuses et de prolongements sous forme d'ampoules ou de culs-de-sac.

FIG. 2. — **Névrome cérébral** (demi-nature). Section horizontale du lobe antérieur du cerveau à la hauteur du corps calleux. *nn*, deux tumeurs arrondies, de teinte gris bleuâtre, verticalement incisées, de façon à en montrer l'épaisseur. Ces tumeurs sont constituées par des cellules qui ont la plus grande analogie avec les cellules nerveuses (voyez la figure du texte). *s*, foyer hémorrhagique voisin des circonvolutions.

FIG. 3. — **Sarcome fibro-plastique du cerveau** (demi-nature). Section verticale de l'hémisphère droit. *s's*, foyers sarcomateux avec exsudation sanguine dans leur épaisseur. Le foyer *s'* formait avant la section une sorte de sphère creuse dont la cavité se trouvait remplie par un caillot sanguin.

FIG. 3'. — Cellules fusiformes et granulations pigmentaires provenant de ce même sarcome (140 diamètres.)

FIG. 4. — **Hémorrhagie cérébrale** (demi-nature). Section horizontale du cerveau passant par les ventricules latéraux. Le foyer hémorrhagique occupe la partie postérieure du corps strié et la partie externe de la couche optique gauche, de telle sorte que ces deux masses ganglionnaires sont en partie séparées l'une de l'autre. Le sang, après déchirure de la substance nerveuse, a fait irruption dans le ventricule latéral correspondant, et de ce ventricule dans celui du côté opposé en traversant le trou de Monro.

FIG. 4' et 4''. — Petits anévrysmes capillaires (15 diamètres).

FIG. 5. — **Dilatation anévrysmale du tronc basilaire. Ramollissement de la protubérance** (demi-nature). Face inférieure de l'encéphale. Le tronc basilaire *a* est, à sa naissance, quadruplé de volume. Ses parois sont altérées ; son calibre est dilaté et en grande partie obstrué par un bouchon fibrineux. La moitié gauche de la protubérance *r* est affectée de ramollissement.

PLANCHE 44

FIG. 1. — **Embolie sylvienne et ramollissement cérébral consécutif** (demi-nature). Cerveau vu par sa face inférieure; *s*, section des pédoncules cérébraux; *a*, artère sylvienne renflée par la présence d'un bouchon; *r*, substance cérébrale ramollie, circonscrite par une zone d'injection.

FIG. 1'. — L'artère sylvienne ouverte de façon à montrer le bouchon *v* qui est une végétation verruqueuse provenant de la valvule mitrale. Ce bouchon est allongé par un coagulum formé à son extrémité la plus éloignée du cœur (grandeur naturelle).

FIG. 1''. — *A*, dessin microscopique de la substance nerveuse ramollie (90 diamètres). Les vaisseaux sont gorgés de sang, les éléments nerveux en voie de désorganisation; des corps granuleux ou corpuscules de Gluge existent en grand nombre. *B*, corpuscules de Gluge isolés et tubes nerveux variqueux (380 diamètres).

FIG. 2. — **Ramollissement ancien du cerveau d'apparence kystique par suite de la résorption d'une portion de la substance nerveuse** (demi-nature). Section horizontale du cerveau au niveau des ventricules latéraux. L'hémisphère gauche est d'un tiers environ moins volumineux que celui du côté opposé. Le corps strié *k* et une partie de la couche optique gauche ont disparu. Il n'existe à leur place qu'une toile membraneuse au-dessous de laquelle se trouve un vide comblé par une faible quantité de sérosité disséminée dans les mailles d'un tissu aréolaire. *d*, foyer de ramollissement au sein de la corne postérieure.

FIG. 3. — **Ramollissement cérébral.** Le cercle artériel de Willis dont l'artère sylvienne gauche est mince, pâle, oblitérée, à la suite d'embolie. Les artères communicantes antérieure et postérieure correspondantes sont filiformes.

FIG. 4. **Gangrène du cerveau** (demi-nature). Corne postérieure du cerveau avec foyer gangréneux *g* dans son épaisseur. Ce foyer est circonscrit par un cercle d'injection.

FIG. 4'. — Vaisseau en partie rempli de granulations graisseuses et de granules d'hématosine. *t*, tubes nerveux altérés, granulations moléculaires et graisseuses (250 diamètres).

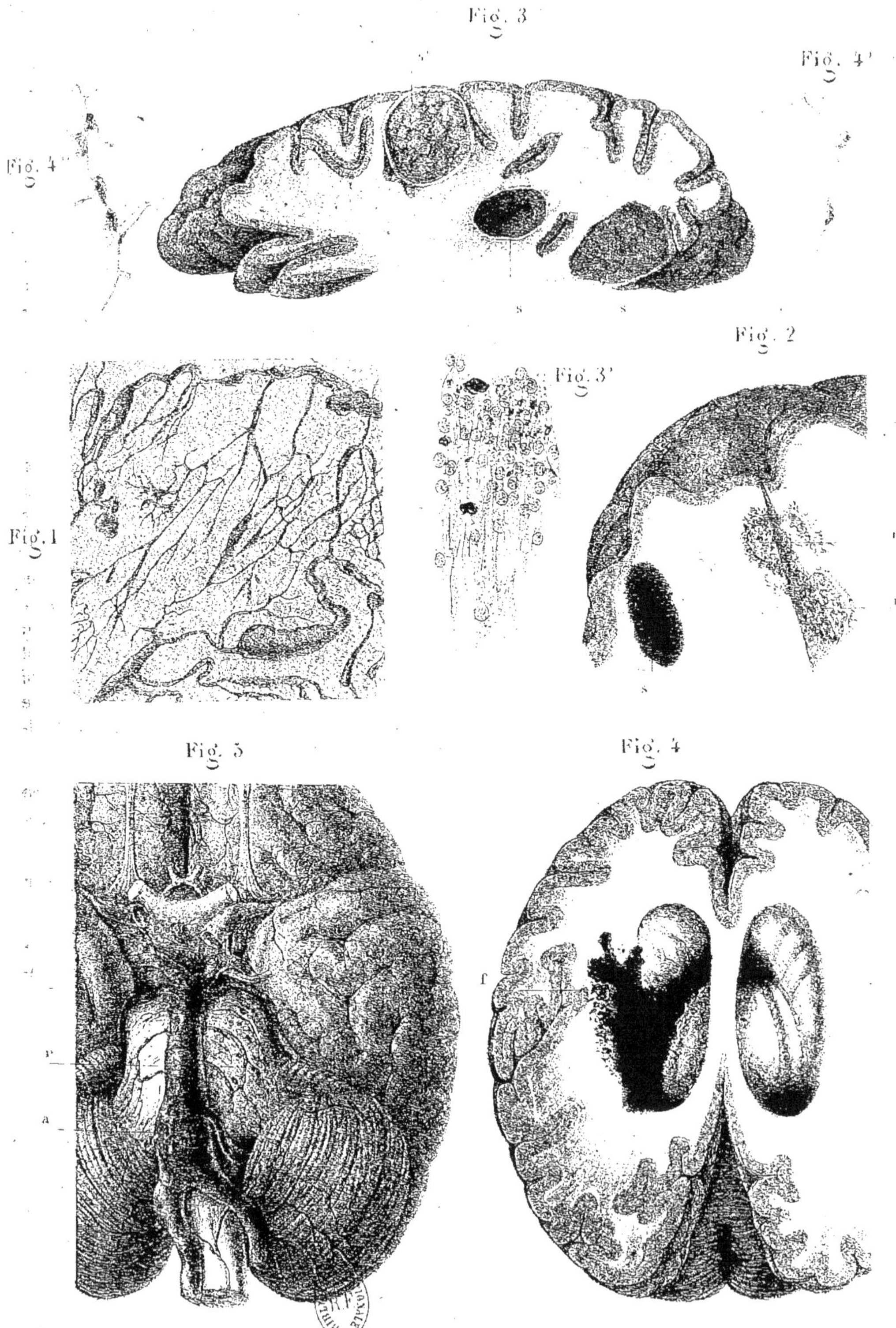
Fig. 3
s'
Fig. 4'
Fig. 4''
s
s
Fig. 2
Fig. 3'
Fig. 1
n
n
s
Fig. 5
Fig. 4
f
p
a

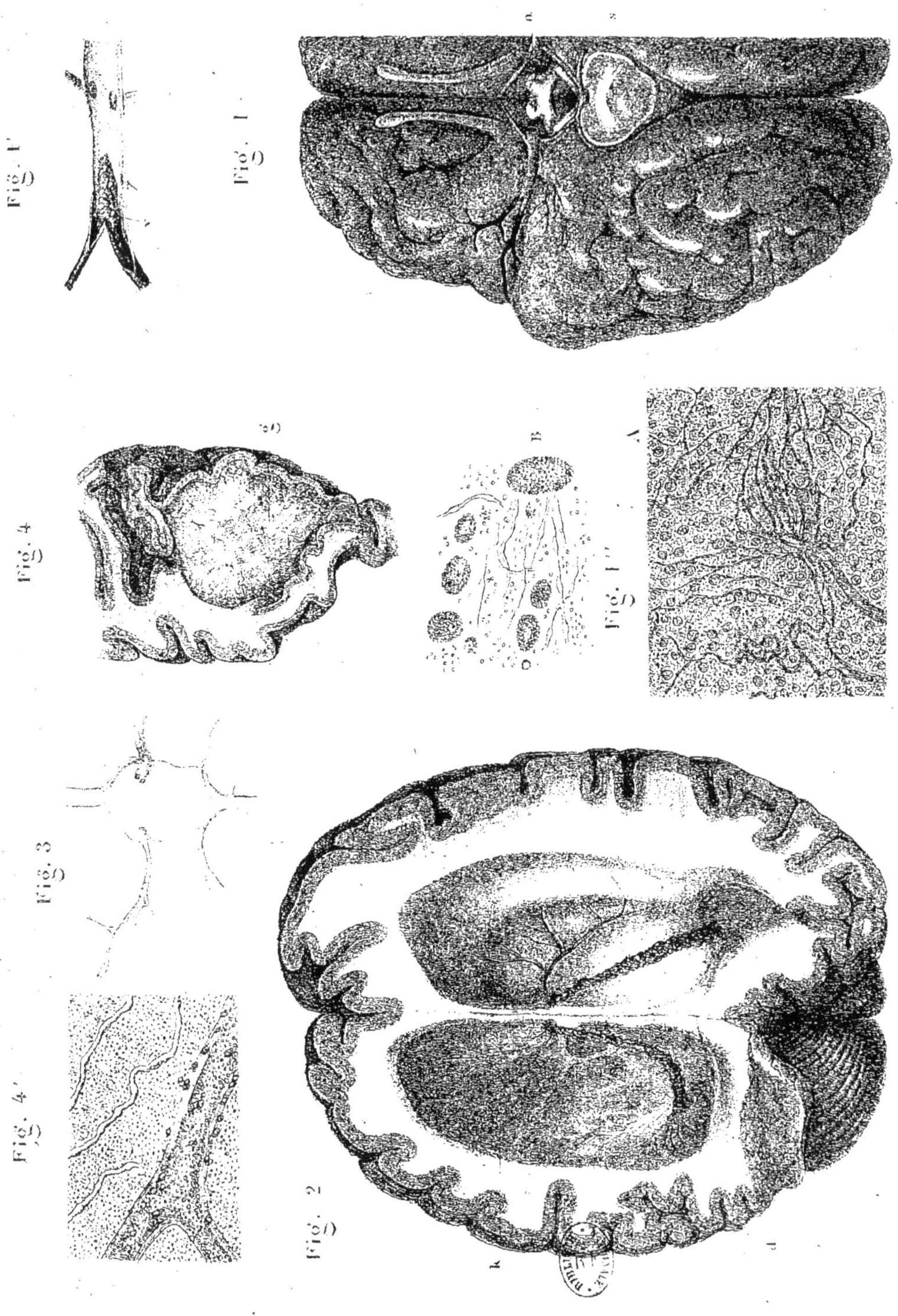
Fig. 1'
Fig. 1
Fig. 4
Fig. 1''
Fig. 3
Fig. 4'
Fig. 2

PLANCHE 45

FIG. 1. — **Sarcome fasciculé des enveloppes cérébro-spinales et des nerfs** (demi-nature). Portion de l'hémisphère cérébral droit sur la face interne duquel existe une tumeur *t*, ovoïde, aplatie, située entre l'arachnoïde et la pie-mère. De consistance moyenne, cette tumeur est parcourue par de nombreux vaisseaux et hérissée de petites éminences villeuses.

FIG. 1'. — Plusieurs de ces éminences vues au microscope (15 diamètres).

FIG. 1''. — Coupe microscopique (225 diamètres) montrant que la tumeur est constituée par des cellules allongées fusiformes, accolées les unes aux autres.

FIG. 2. — Cervelet et bulbe provenant du malade affecté de la tumeur représentée fig. 1. *b*, tronc basilaire près de l'origine duquel se trouve une tumeur pisiforme. *nn*, deux tumeurs plus volumineuses, situées entre le cervelet et le bulbe, au-dessous des nerfs de la septième et de la huitième paire, et adhérentes à la dure-mère par un pédicule incisé. Deux autres petites tumeurs se rencontrent sur les racines de l'hypoglosse droit.

FIG. 3. — Moelle épinière du même malade, vue par sa face antérieure. Cette moelle un peu injectée présente, dans l'épaisseur des méninges, plusieurs tumeurs *ss*, fermes, arrondies, vasculaires et de volume différent.

FIG. 3'. — Extrémité inférieure de la moelle épinière de la figure précédente. De nombreuses tumeurs, ayant le volume d'un grain de chènevis ou d'un pois, se voient sur le trajet des racines nerveuses.

FIG. 4. — *a*, *b*, *c*, *d*, *e*, différentes portions de l'un des nerfs sciatiques et de ses branches, où se rencontrent des tumeurs semblables aux précédentes (grand. nat.).

FIG. 4'. — Coupe microscopique transversale de l'une des plus volumineuses de ces tumeurs (10 diamètres). Cette coupe permet de reconnaître que les éléments de cette tumeur sont disposés sous forme de couches concentriques autour de centres multiples le plus souvent colorés par de l'hématosine, ce qui semblerait indiquer qu'un certain nombre de vaisseaux sont le point de départ de la nouvelle formation.

FIG. 4''. — Coupe microscopique longitudinale d'une tumeur de moyen volume, où les éléments, *u*, affectent une disposition fasciculée. Ces mêmes éléments, vus à un plus fort grossissement, *v*, ont la forme de cellules allongées munies d'un noyau elliptique et granuleux (125 et 250 diamètres).

PLANCHE 46

FIG. 1. — **Sarcome de la dure-mère spinale** (**épithéliome**, Robin ; **psammome**, Virchow). Portion dorsale de la moelle épinière, comprimée sur sa face antérieure, amincie et ramollie par la présence d'une tumeur *t* ovoïde, aplatie, située à la face interne de la dure-mère (demi-nature).

FIG. 1'. — A, coupe microscopique de la même tumeur, où l'on voit, sous le champ du microscope, des globes brillants et calcaires, faisant effervescence par l'acide nitrique. B, la même préparation après addition d'acide nitrique dilué ; les globes sont formés de cellules concentriquement disposées et pelotonnées à la façon des globes épidermiques (150 et 200 diamètres).

FIG. 2. — **Sarcome fibro-plastique de la pie-mère rachidienne** (demi-nature). Une portion de moelle épinière, région dorsale, présente à sa face postérieure et sur son côté droit une tumeur solide, allongée, *s*, fort peu adhérente à la pie-mère et recouverte par l'arachnoïde qui lui forme une sorte de voile. La substance médullaire est, au niveau de cette tumeur, injectée et ramollie.

FIG. 2'. — Coupe microscopique perpendiculaire au grand axe de la même tumeur (20 diamètres). Sur cette coupe, on aperçoit une série de nodules séparés par des vaisseaux de nouvelle formation et constitués par des éléments concentriquement disposés.

FIG. 2''. — Même préparation à un grossissement plus fort destiné à montrer la forme des éléments, qui sont des cellules allongées avec noyaux ronds ou elliptiques.

FIG. 3. — **Tumeur gommeuse de la partie antéro-inférieure de la protubérance annulaire** (grand. nat.). Le bulbe et la protubérance sont vus par leur face antérieure. Cette dernière partie présente en *a* une tumeur en quelque sorte bilobée, formée de deux nodules jaunâtres disposés l'un et l'autre de chaque côté de la ligne médiane et circonscrits par une substance conjonctive ferme, grisâtre, et vasculaire. La substance nerveuse est refoulée ou détruite au niveau de cette tumeur ; les nerfs de la sixième paire sont presque entièrement séparés de leur point d'insertion.

FIG. 3'. — Coupe médiane du bulbe et de la protubérance représentés figure 3. *c*, section de l'un des nodules jaunes vus en *a*. *c'*, un autre nodule jaunâtre situé à la partie supérieure des pyramides et circonscrit par un tissu grisâtre vascularisé.

FIG. 3''. — Coupe microscopique de l'un des nodules gommeux ci-dessus figurés (150 diamètres). Cette coupe, pratiquée à la limite des parties grise et jaune, présente en *a* (partie grise) de petites cellules arrondies disposées dans une trame fibroïde ; en *bb*, les mêmes éléments devenus granuleux et en voie de régression. *vv*, sections de vaisseaux.

FIG. 4. — **Tubercule central de la moelle épinière** (grand. nat.). Une portion de la partie supérieure de la région dorsale de la moelle est incisée longitudinalement de façon à montrer dans sa partie centrale une tumeur ovoïde du volume d'un noyau de cerise et qui paraît n'être qu'une masse tuberculeuse.

FIG. 5.— **Hypertrophie de l'épendyme spinal ou sclérose centrale de la moelle épinière** (grand. nat.). La moelle est incisée longitudinalement. A, région cervicale où existe en *s* un exsudat hémorrhagique au niveau duquel commence l'épaississement de l'épendyme *e*. B, partie inférieure de la moelle où se trouve le même épaississement *e*, formant un véritable cylindre central.

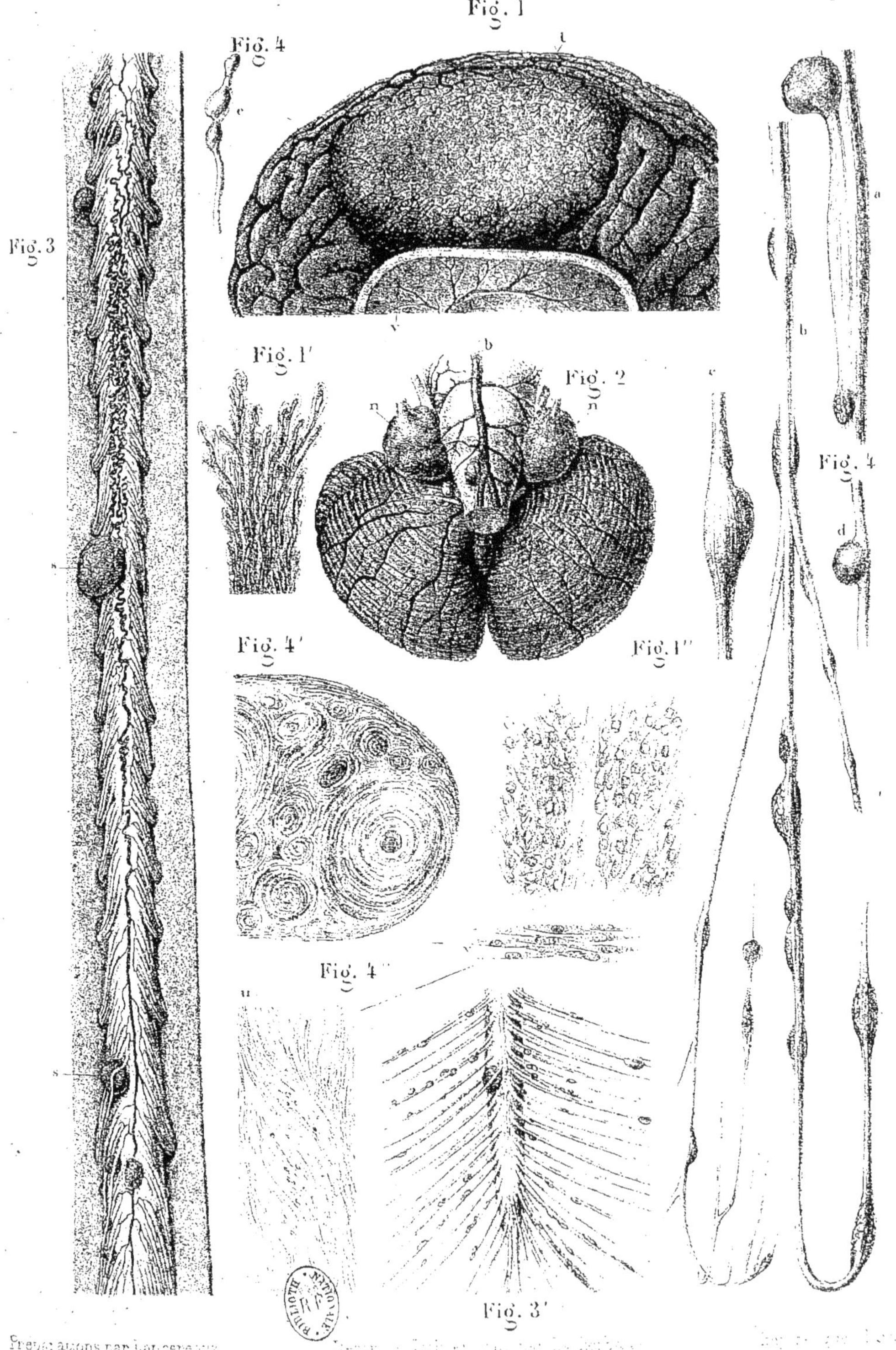

Préparations par Lancereaux

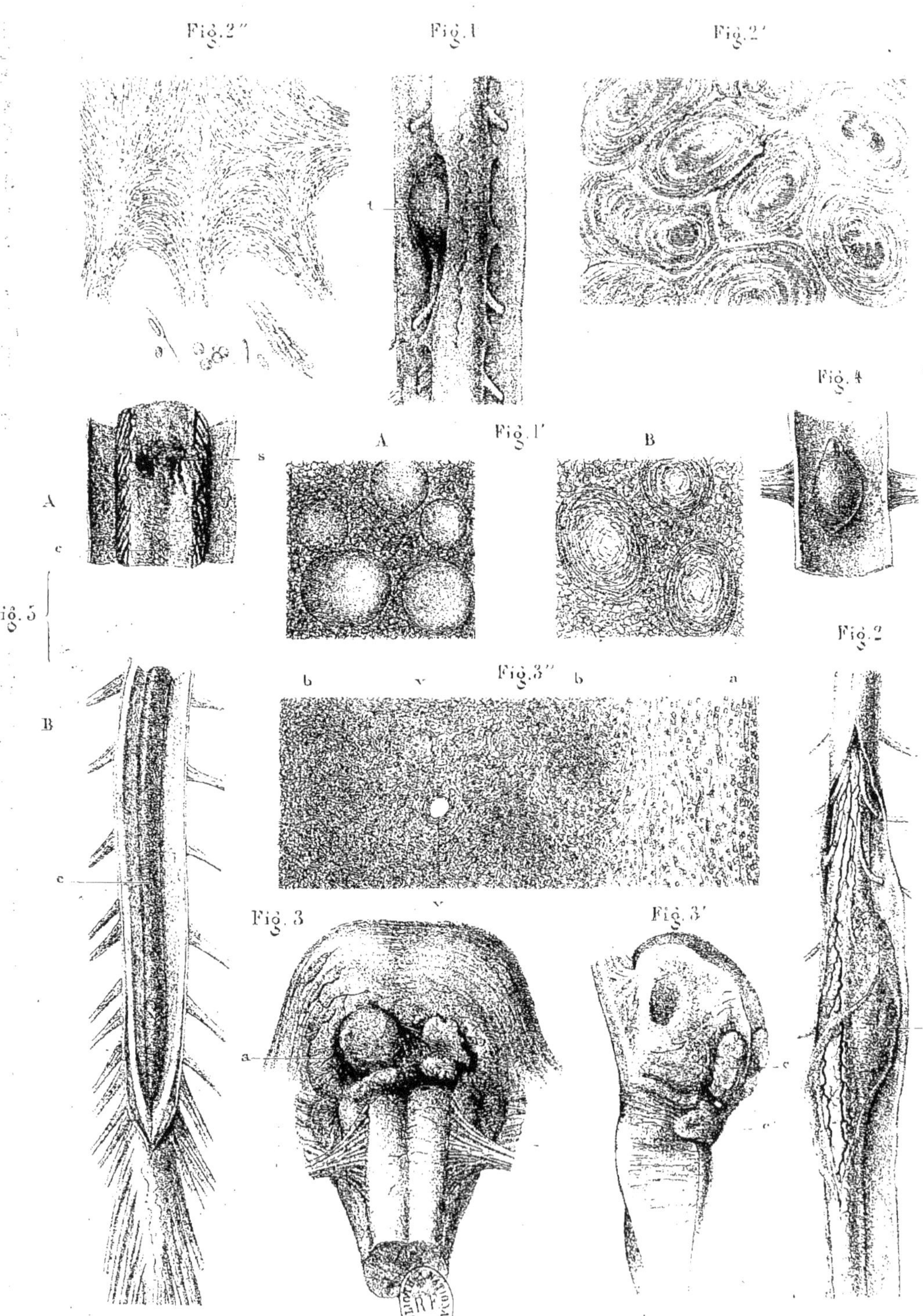
Fig. 2"
Fig. 1
Fig. 2'
t
Fig. 4
s
A
Fig. 1'
B
A
c
Fig. 5
Fig. 2
b
v
Fig. 3"
b
a
B
c
v
Fig. 3
Fig. 3'
a
c

PLANCHE 47

FIG. 1. — **Myélite scléreuse ou proliférative diffuse (sclérose en plaques).** Coupe transversale de la moelle épinière, au niveau de la quatrième paire cervicale. *ss*, plaques grisâtres de sclérose; *cc*, cornes antérieures ; *rr*, racines postérieures (12 diamètres).

FIG. 2. — Portion de la coupe précédente prise en *t* (300 diamètres). *ss*, partie sclérosée où l'on aperçoit, sous forme de points noirs assez gros *a*, les cylindres-axes privés de leur enveloppe de myéline par suite du développement de fibrilles conjonctives nouvelles. Le piqueté très-fin qui s'observe au centre de la plaque scléreuse est dû à la section transversale des fibrilles longitudinales. *ll*, limite de l'altération, où l'on voit des sections de tubes nerveux sains à côté de tubes nerveux en voie d'atrophie. *vv*, coupe de vaisseaux.

FIG 2'. — A, cellules conjonctives de la névroglie contenant trois ou quatre noyaux. B, petit foyer de noyaux entourés d'une substance vaguement fibrillaire et pointillée s'interposant aux tubes nerveux (zone périphérique). C, coupe transversale d'un vaisseau contenant des corps granuleux, des corps amyloïdes et des granulations graisseuses libres. D, coupe longitudinale de la moelle au niveau d'une plaque de sclérose; *ee*, zone périphérique de la plaque où se trouvent un assez grand nombre de tubes nerveux avec des cylindres-axes *i*, entourés de corps granuleux *g* et amyloïdes *h*, *ff*, zone plus rapprochée du centre de la plaque; *k*, fibrilles longitudinales onduleuses de la partie centrale de la plaque; *l*, foyers de noyaux disposés par séries longitudinales.

FIG. 3. — Coupe transversale de la moelle épinière au niveau de la région dorsale. Les parties grisâtres indiquent les points sclérosés.

FIG. 4. — Coupe au niveau de la partie moyenne de la région lombaire.

PLANCHE 48

Fig. 1. — Section transversale d'une moelle épinière saine (région cervicale). *cc*, cornes antérieures; *rr*, racines postérieures.

Fig. 2. — **Myélite scléreuse des faisceaux postérieurs** (ataxie locomotrice progressive). Section transversale (région cervicale). Les faisceaux postérieurs, de teinte grisâtre, semi-transparents, sont affectés de chaque côté de la ligne médiane.

Fig. 2′. — Section transversale (région dorsale). L'altération est un peu plus étendue.

Fig. 2″. — Même section (région lombaire). Presque toute la partie de la moelle comprise entre les racines postérieures est altérée.

Fig. 3. — **Myélite scléreuse des faisceaux postérieurs** (ataxie locomotrice progressive). Portion de moelle épinière vue par sa face postérieure (région dorsale). *d*, plaque de dégénérescence grise au niveau des faisceaux postérieurs. *p*, racine postérieure atrophiée. *a*, racine antérieure saine (grand. nat.).

Fig. 3′. — Section transversale de la même moelle (région cervicale). Les faisceaux postérieurs, grisâtres, semi-transparents et comme gélatineux, sont symétriquement altérés *dd*.

Fig. 3″. — Dessin microscopique représentant une partie de cette altération (25 diamètres). *c*, cellules des cornes postérieures saines. *v*, vaisseau dont les parois, dans la portion terminale, sont infiltrées d'abondantes granulations graisseuses. *gg*, corps granuleux.

Fig. 3‴. — Même préparation (200 diamètres). *vv*, branches vasculaires. *cc*, corpuscules dits amyloïdes. *gg*, corps granuleux. *t*, tubes nerveux.

Fig. 3⁗. — Dessin microscopique d'une racine postérieure permettant de suivre l'évolution du processus atrophique. *a*, deux tubes nerveux à peine modifiés, si ce n'est par la présence de nombreux noyaux au niveau de la gaîne. *b*, tubes nerveux dont la moelle a en grande partie disparu; le cylindre-axe persiste, les noyaux de la gaîne sont très-abondants. *c*, tissu fibrillaire parsemé de noyaux oblongs; disparition complète des tubes nerveux.

Fig. 4. — **Dégénérescence secondaire de la moelle épinière** (sclérose secondaire descendante). Coupe transversale de la moelle (région cervicale). On voit en *s* une tache grisâtre sombre (plaque de sclérose), située à la partie postérieure du cordon antéro-latéral, un peu en avant de la racine postérieure.

Fig. 4′. — Coupe transversale de la même moelle (région lombaire). *s*, la plaque de sclérose située à la circonférence.

Fig. 4″. — Coupe microscopique transversale vers la limite interne de cette plaque. *aa*, tubes nerveux sains. *b*, tubes nerveux atrophiés. *cc*, trame conjonctive (névroglie), avec amas de noyaux (400 diamètres).

Fig. 5. — **Névrome médullaire.** A, névrome occupant l'un des fascicules nerveux de la queue de cheval. B, section transversale grossie de ce même névrome.

Fig. 5′. — Coupe microscopique transversale de la même altération (20 diamètres). La trame conjonctive *t*, qui sépare les faisceaux de tubes nerveux *n*, est envahie par des cellules nombreuses à peine visibles à ce faible grossissement.

Fig. 5″. — Coupe longitudinale de la même altération (400 diamètres). *cc*, cellules ovoïdes pourvues d'un noyau volumineux avec nucléole, et entourées de noyaux conjonctifs. *ff*, tubes nerveux.

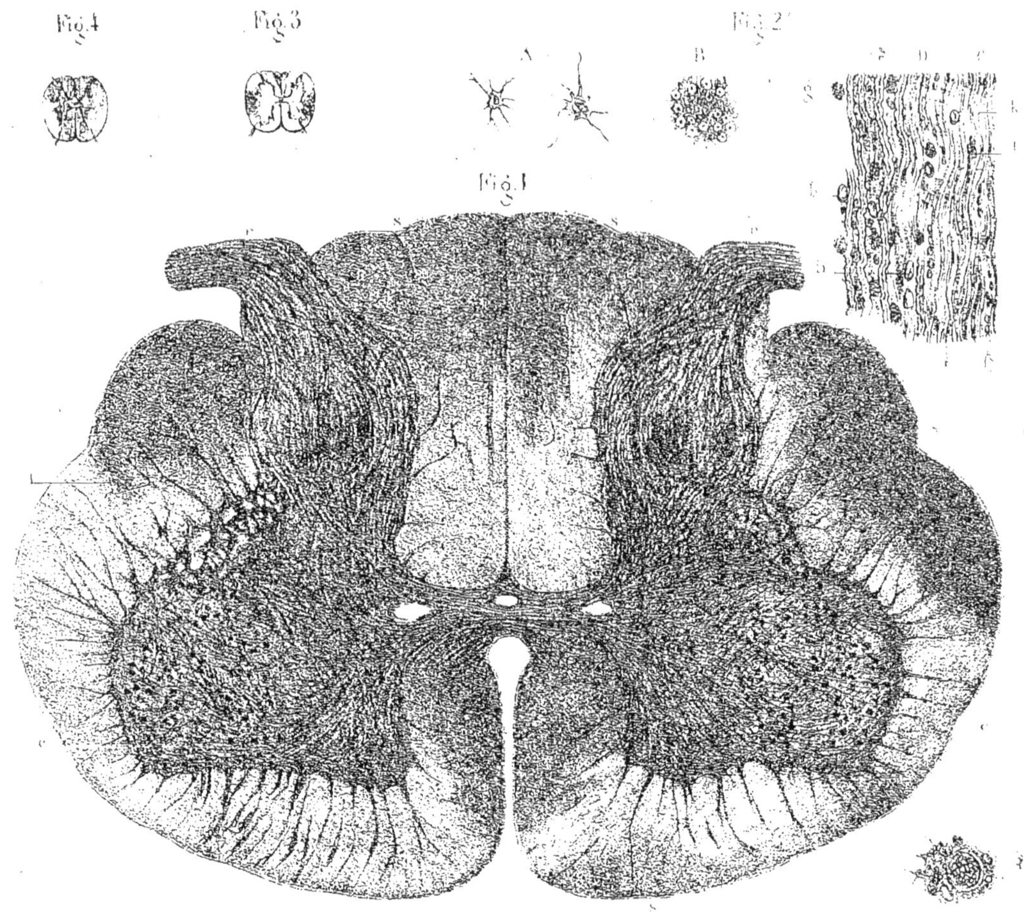

Fig. 2

Préparations par [illegible]

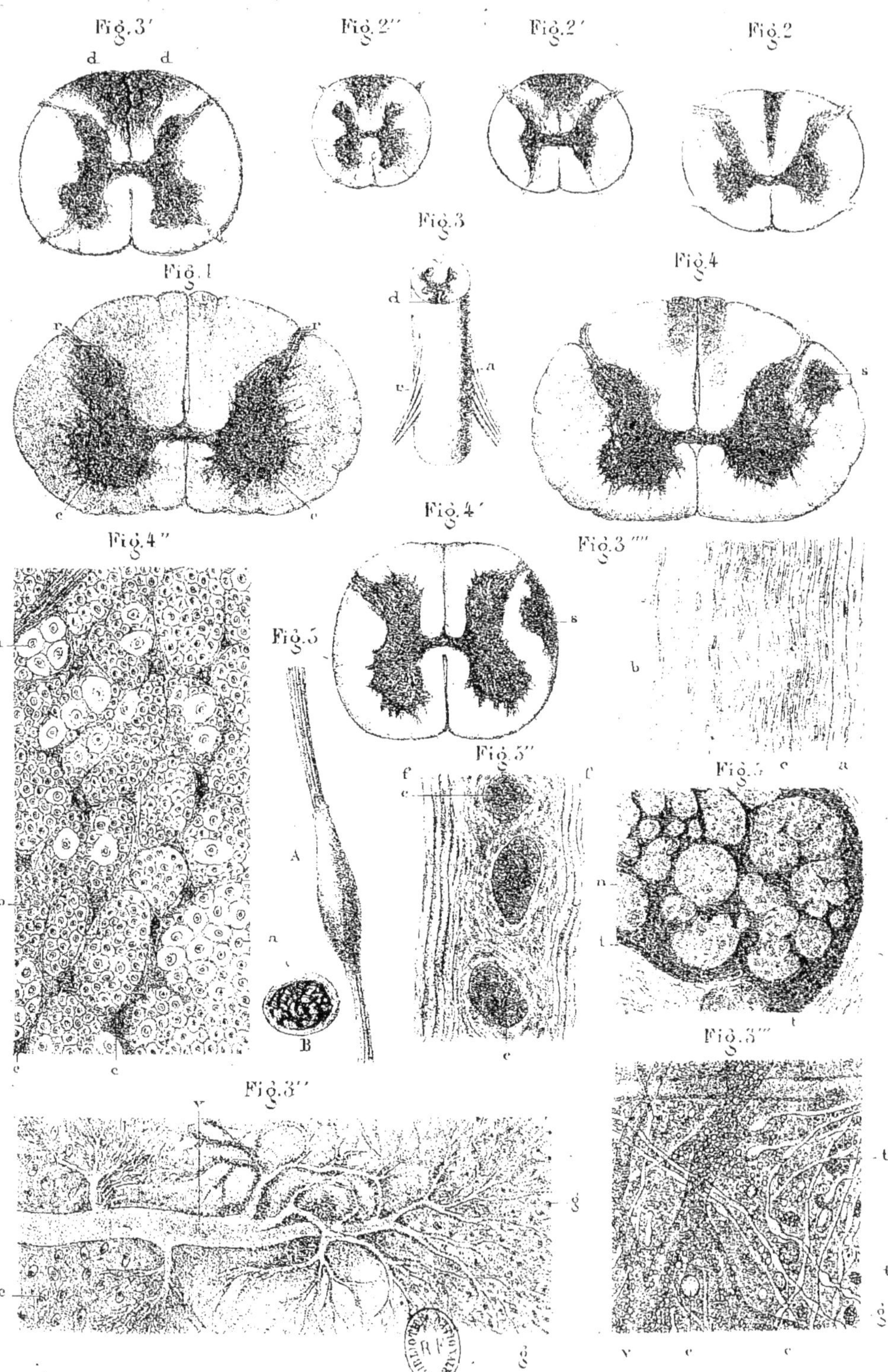
Fig. 3'
Fig. 2''
Fig. 2'
Fig. 2
Fig. 3
Fig. 1
Fig. 4
Fig. 4'
Fig. 4''
Fig. 5
Fig. 3''''
Fig. 5''
Fig. 3'''
Fig. 3''

PLANCHE 49

Fig. 1. — **Dégénérescence ou sclérose descendante des faisceaux nerveux par suite de la destruction du corps strié**, voy. pl. 44, fig. 2 (demi-nature). Une portion du cerveau et le cervelet sont vus par leur base ; le pédoncule cérébral gauche, la protubérance du même côté *p* et la pyramide correspondante sont indurés et manifestement diminués de volume. Le nerf moteur oculaire commun gauche *c* est aminci et moins volumineux que son congénère. Le nerf pathétique gauche est normal; mais le pathétique droit A est considérablement réduit de volume.

Fig. 1'. — Section perpendiculaire vers la partie moyenne de la protubérance représentée fig. 1. Cette section montre la différence qui existe entre les deux parties de la protubérance dont l'une, *p*, est diminuée de plus de moitié de son volume (grand. nat.).

Fig. 1''. — Tubes nerveux provenant du nerf pathétique droit atrophié A. La moelle de ces tubes a subi une dégénérescence granuleuse.

Fig. 2. — **Névro-rétinite secondaire** (3 diamètres). Rétine droite provenant d'un malade affecté d'une tumeur sarcomateuse de la couche optique gauche (voy. pl. 42, fig. 3). La papille optique est comme œdématiée sur ses bords, et la rétine, d'un gris opalin dans l'une de ses moitiés, est dans l'autre semée de taches hémorrhagiques dont quelques-unes sont circonscrites par un lacis vasculaire. Les vaisseaux ont leurs parois épaissies, leur calibre est rétréci ou oblitéré.

Fig. 3. — **Névrite optique secondaire** (150 diamètres). Une portion d'une section perpendiculaire du nerf optique droit est dessinée. *c*, trame conjonctive épaissie et infiltrée de petits noyaux ronds. *t*, tubes nerveux atrophiés. Une tumeur (myxome) existait dans le lobe antérieur de l'hémisphère gauche.

Fig. 4.—**Névro-rétinite secondaire à une sclérose cérébrale** (3 diamètres). Face antérieure et interne de la rétine gauche. La papille, de dimensions presque normales et de teinte un peu grisâtre, a ses artères petites et filiformes, ses veines volumineuses et remplies de sang.

Fig. 4'.—Rétine droite. La papille optique est blanchâtre, petite, atrophiée (3 diamètres). Les vaisseaux ont disparu à son niveau, ils reparaissent plus loin avec diminution notable de leur calibre.

Fig. 4''. — Bandelette optique droite. Les tubes nerveux sont variqueux, et dans leur intervalle il existe des corpuscules granuleux abondants (250 diamètres).

Fig. 4'''. — Dessin microscopique de la bandelette optique gauche. Entre les tubes nerveux devenus variqueux, on aperçoit des corpuscules granuleux et des granulations isolées.

Fig 5. — **Rétinite albuminurique**. Les deux rétines sont altérées ; la rétine droite est infiltrée d'exsudats jaunâtres formés de corps granuleux et de granulations graisseuses, elle présente en outre des taches hémorrhagiques multiples. Les parois des capillaires sont infiltrées de granulations graisseuses.

Fig. 6. — **Rétinite leucémique** (3 diamètres). Les deux rétines sont altérées; la rétine droite est le siége d'un exsudat qui s'étend comme un voile en avant de la papille jusqu'à la tache jaune; plusieurs points hémorrhagiques existent sur le trajet des vaisseaux.

Fig. 6'. — Portion prolongée de la rétine que représente la figure 6, avec son exsudat et ses points hémorrhagiques (3 diamètres).

PLANCHE 50

FIG. 1. — **Atrophie musculaire dite progressive.** Portion supérieure du bras gauche ; le muscle deltoïde et le triceps brachial se font remarquer par une teinte jaune inégale et une atrophie manifeste (demi-nature).

FIG. 2. — Portion inférieure du bras, l'avant-bras et la main gauches disséqués de façon à montrer les muscles de la région antérieure. La plupart de ces muscles sont amincis ; quelques-uns, tels que les muscles fléchisseurs profonds et les muscles de l'éminence thénar, presque réduits à l'état de bandelettes, ont une teinte fortement jaunâtre (demi-nature).

FIG. 3. — Faisceaux musculaires primitifs provenant du muscle deltoïde et diversement altérés. L'un d'eux, en voie d'altération granuleuse et graisseuse, offre un renflement manifeste ; plus bas, faisceau grêle, presque intact ; puis deux faisceaux atrophiés et sinueux, fendillés en long avec conservation des stries transversales ; enfin, deux autres faisceaux dont l'un surtout, assez grêle, laisse voir à l'intérieur du sarcolemme des fragments de substance musculaire taillés irrégulièrement par des fissures ou fentes transversales, au niveau desquelles on aperçoit un ou plusieurs noyaux. Des gouttelettes graisseuses plus ou moins abondantes et une sorte de gangue fibroïde existent dans l'intervalle des faisceaux primitifs (450 diamètres).

FIG. 4. — Tubes nerveux de racines antérieures atrophiées. La moelle de ces tubes est segmentée ou granuleuse ; les cylindres-axes sont conservés.

FIG. 4'. — Tubes nerveux de racines antérieures également atrophiées et dans lesquelles l'altération est un peu moins avancée (500 diamètres).

FIG. 5. — Tubes nerveux de racines antérieures restées saines (250 diamètres).

FIG. 6. — Moelle épinière du même malade vue par sa face antérieure. Les racines antérieures sont atrophiées et grisâtres, les racines postérieures sont saines.

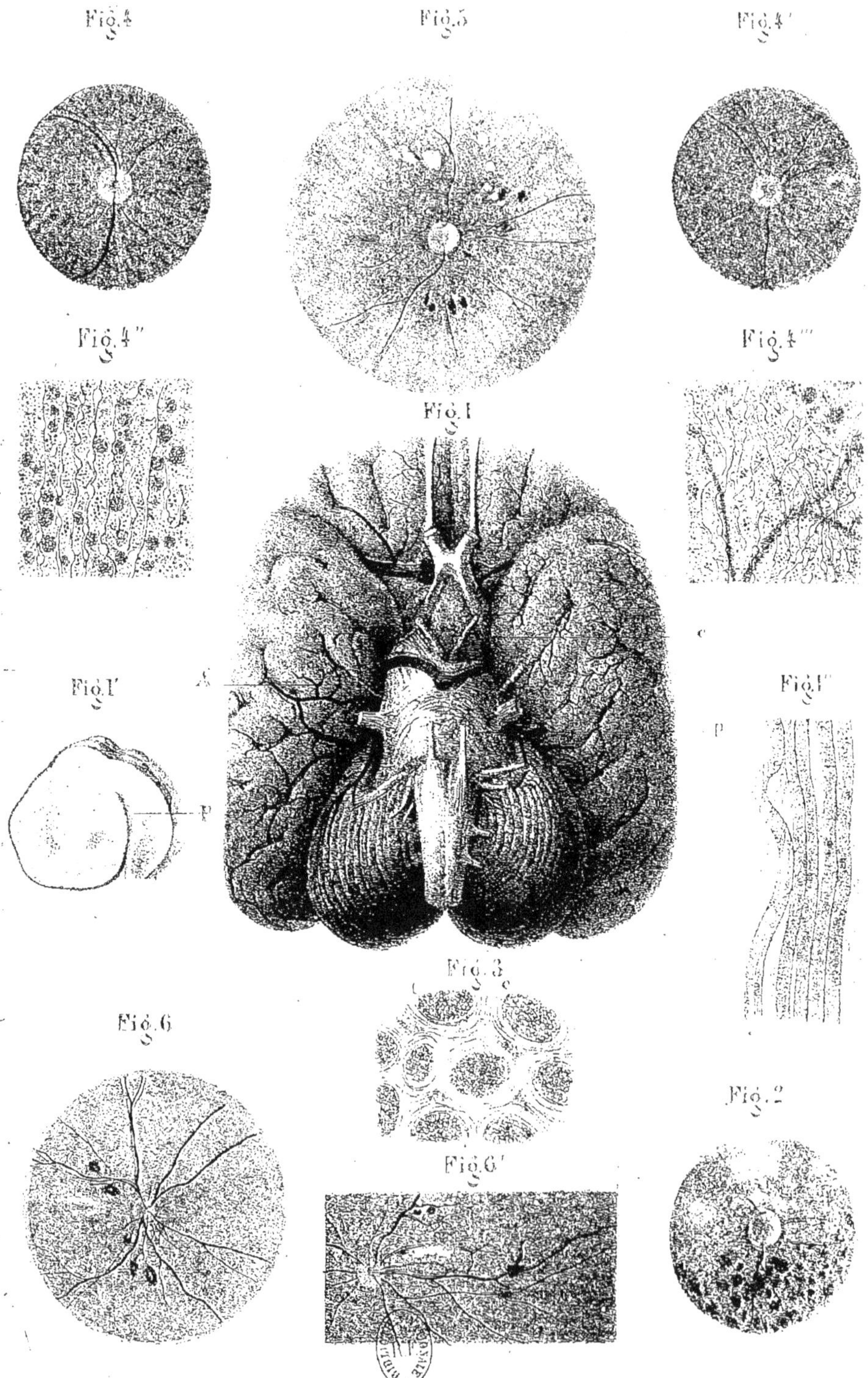

Fig.4
Fig.5
Fig.4'
Fig.4''
Fig.4'''
Fig.1
A
c
Fig.1'
p
Fig.1''
p
Fig.3
c
Fig.6
Fig.2
Fig.6'

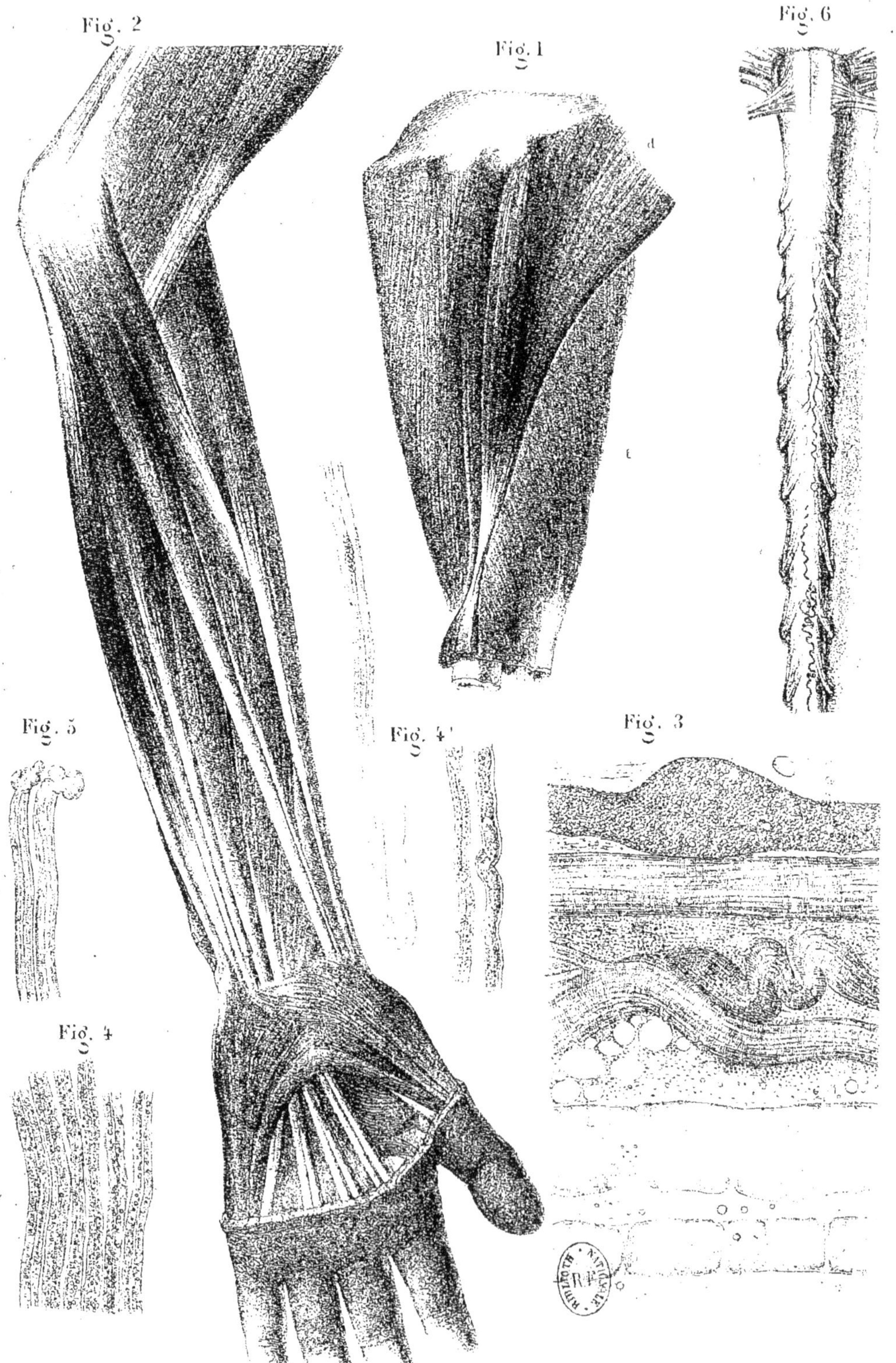
Fig. 2
Fig. 1
Fig. 6
d
t
Fig. 5
Fig. 4'
Fig. 3
Fig. 4

PLANCHE 51

FIG. 1. — **Myosite avec dégénérescence vitreuse.** Coupe longitudinale (250 diamètres). Faisceaux primitifs de l'un des muscles grands droits de l'abdomen d'une malade morte au douzième jour d'une fièvre typhoïde. Quelques-uns de ces faisceaux sont normaux ou présentent simplement une augmentation du nombre de leurs noyaux ; d'autres sont gonflés et sinueux ou fendillés en travers ; quelques-uns enfin, *aa*, laissent voir, à l'intérieur du sarcolemme, des masses vitreuses, inégales, fendillées, séparées par des espaces en partie occupés par des noyaux.

FIG. 2. — **Myosite avec dégénérescence vitreuse.** Coupe transversale (300 diamètres). *a*, faisceaux primitifs en dégénérescence vitreuse. *n*, noyaux situés à l'intérieur de ces fibres et dans la trame qui les sépare.

FIG. 3. — **Leucomatose musculaire, dégénérescence dite amyloïde.** Le sarcolemme des faisceaux primitifs est épaissi et très-réfringent, la masse musculaire offre de nombreuses sinuosités.

FIG. 4. — **Stéatose phosphorique des muscles.** Deux faisceaux primitifs provenant du muscle fessier d'un malade mort au quatrième jour d'un empoisonnement par le phosphore. *a*, fibre volumineuse et dont la striation transversale surtout est très-accusée; *b*, fibre dans laquelle la substance musculaire est en partie transformée en granulations protéiques et graisseuses (500 diamètres).

FIG. 4′. — Faisceaux primitifs des muscles moteurs oculaires du même malade. La striation a disparu et se trouve remplacée par des granulations moléculaires (500 diamètres).

FIG. 4″. — Fibres musculaires cardiaques atteintes également de dégénérescence granulo-graisseuse.

FIG. 5. — **Adipose et stéatose musculaires d'origine alcoolique.** Un certain nombre de faisceaux primitifs *m* du muscle fessier, devenus granuleux, sont séparés par des amas plus ou moins abondants de cellules adipeuses *g* (coupe longitudinale, 250 diamètres).

FIG. 5′. — Une coupe transversale du même muscle permet de mieux voir la surcharge adipeuse. *m*, faisceaux musculaires ; *gg*, cellules adipeuses ; *v*, vaisseau (250 diamètres).

FIG. 5″. — Les fibres musculaires du cœur (250 diamètres) ont presque complétement perdu leurs stries que remplacent de fines granulations grisâtres ; dans l'intervalle de ces fibres il existe des gouttelettes graisseuses, indice d'un certain degré d'adipose concomitante.

FIG. 6. — **Dégénérescence musculaire consécutive à une lésion cérébrale et nerveuse.** Faisceaux primitifs d'un muscle grand oblique de l'œil dont le nerf moteur est représenté pl. 49, fig. 1″. Ces faisceaux sont atrophiés et infiltrés de fines granulations qui ont effacé les stries longitudinales et transversales (250 diamètres)

FIG. 7. — **Trichinose musculaire.** Portion d'un muscle affecté de trichinose. Le parasite apparaît enroulé sur lui-même et renfermé dans une capsule fibreuse à la face interne de laquelle existent un certain nombre de grains calcaires. Les fibres musculaires du voisinage sont simplement atrophiées (50 diamètres).

PLANCHE 52

FIG. 1. — **Atrophie musculaire et adipose interstitielle.** Parties inférieure de la cuisse droite, et supérieure de la jambe du même côté (demi-nature). La plupart des muscles de ces parties, notamment les muscles extenseurs, offrent une teinte jaune uniforme, très-différente de la teinte normale ; ils sont en même temps diminués de volume et atrophiés. Le couturier *c* et quelques autres muscles conservent leur coloration.

FIG. 1'. — Les deux tiers inférieurs de la jambe droite (demi-nature). Les muscles des régions antérieure et latérale de ce membre sont décolorés et atrophiés. Les muscles de la région postérieure sont moins altérés. Le pied a l'attitude du varus équin.

FIG. 2. — Section longitudinale d'un des muscles affectés (200 diamètres). Les faisceaux primitifs musculaires sont atrophiés, non granuleux, et dans l'intervalle de la plupart d'entre eux existent une ou deux rangées de cellules adipeuses régulièrement disposées.

FIG. 3. — Coupe transversale du même muscle (200 diamètres). Quelques-uns des faisceaux musculaires *ff* sont peu ou pas altérés, tandis que les faisceaux voisins sont atrophiés et séparés par d'abondantes cellules graisseuses. *mm*, sections de fibres musculaires atrophiées ; *gg*, cellules adipeuses disposées en séries linéaires dans les intervalles de ces fibres ; *v*, vaisseau ; *t*, trame fibreuse ; *n*, nerf. L'absence de formation nucléaire dans le sarcolemme mérite d'être notée dans ce cas.

FIG. 4. — Trois tubes nerveux provenant d'une branche nerveuse se rendant au même muscle ; ces tubes sont dans un état d'altération granuleuse avancée (300 diamètres).

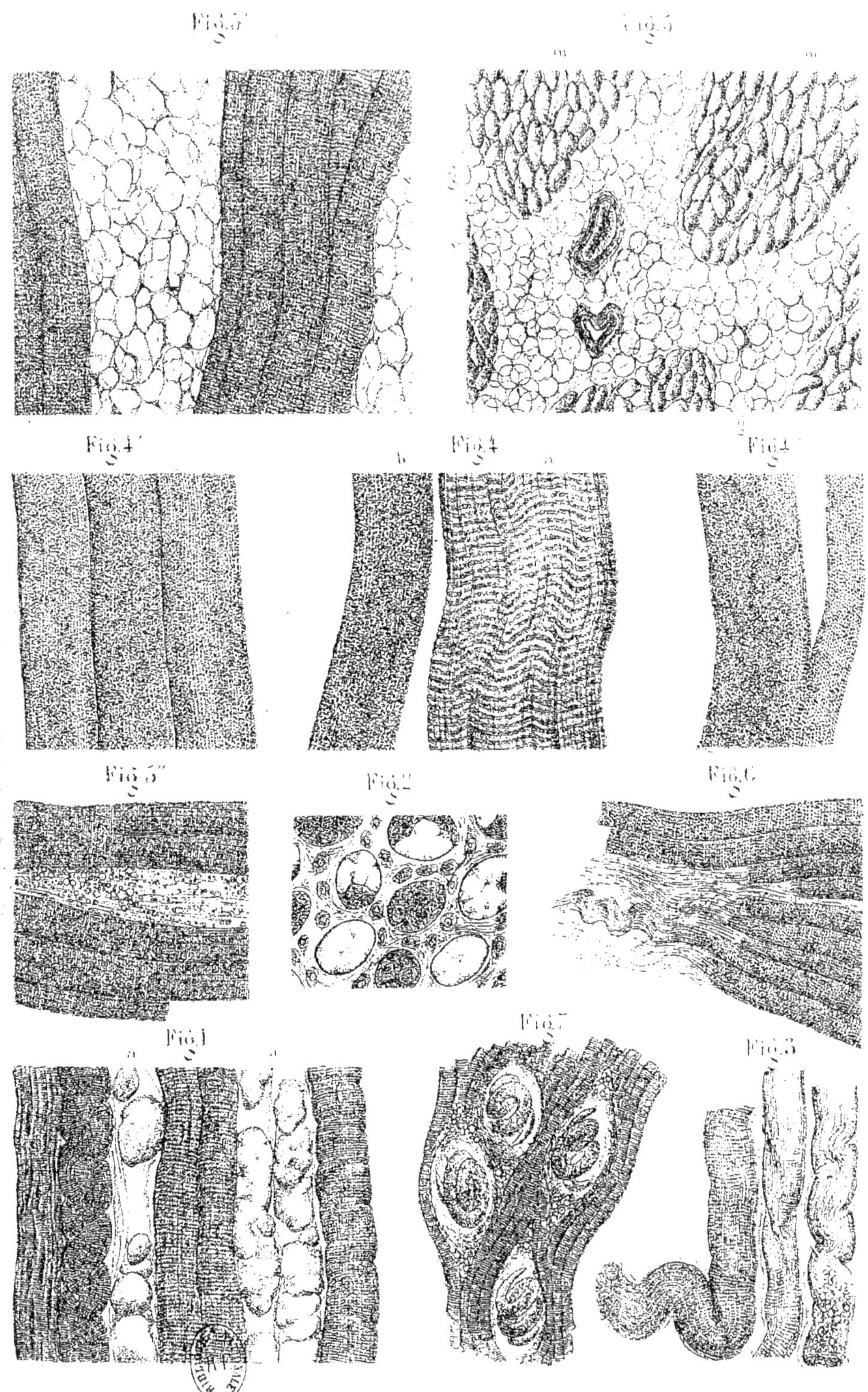
Fig. 5'
Fig. 5
m
m
Fig. 4'
b
Fig. 4
a
Fig. 4''
Fig. 5''
Fig. 2
Fig. 6
Fig. 1
a
a
Fig. 7
Fig. 3

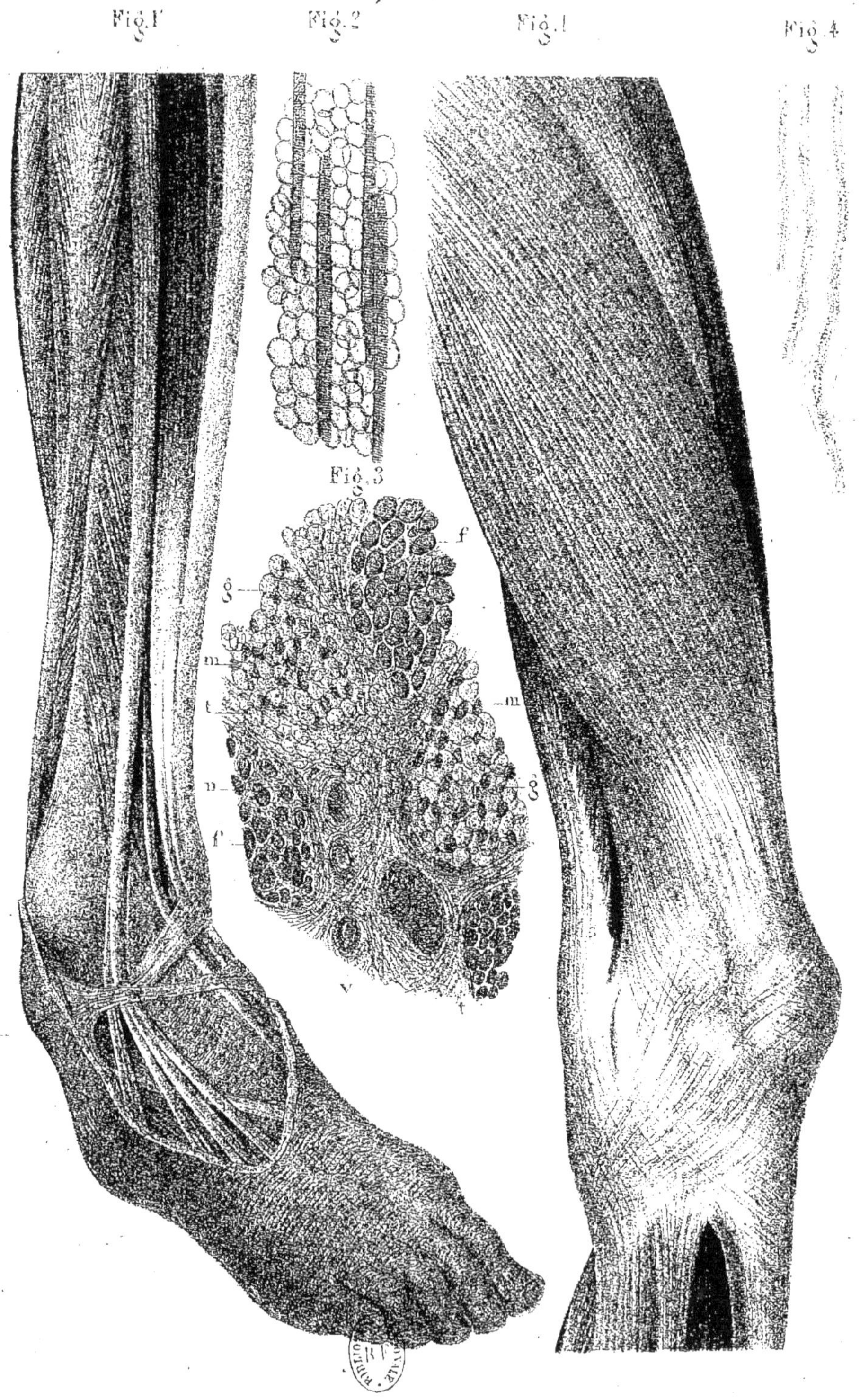
Fig. 1'
Fig. 2
Fig. 1
Fig. 4
Fig. 3
f
g
m
t
m
n
g
f
v
t

PLANCHE 53

FIG. 1. — **Atrophie musculaire saturnine** (demi-nature). Avant-bras d'un malade mort d'intoxication saturnine. Les muscles extenseurs communs et extenseurs propres, les radiaux, sont atrophiés et décolorés. Le long supinateur *s* est intact.

FIG. 1'. — Section longitudinale du muscle extenseur propre de l'index atrophié (250 diamètres). *m*, fibre musculaire à peu près normale ; *f*, faisceau primitif ayant au plus le tiers de son volume normal quoiqu'il ait conservé sa striation ; *n*, faisceau primitif dont la substance musculaire n'existe plus dans une partie de son étendue ; *t*, trame fibrillaire dans laquelle existent des noyaux allongés, linéairement disposés, et qui ne sont sans doute que les noyaux des faisceaux primitifs dont la substance musculaire a complétement disparu.

FIG. 1''. — Coupe transversale du même muscle (250 diamètres). *l*, section de fibres musculaires dont le volume est normal ; *m*, fibres diminuées de volume ; *n*, fibres notablement atrophiées et dont les noyaux, augmentés de nombre, sont un indice d'altération secondaire.

FIG. 2. — **Néphrite interstitielle saturnine** (demi-nature). Rein provenant du même malade que les muscles représentés fig. 1, etc. Cet organe est induré, petit, granuleux, inégal par suite du retrait d'une formation conjonctive diversement répartie dans son épaisseur. Il est un type de l'altération rénale qui se rencontre chez les saturnins.

FIG. 3. — **Arthrite goutteuse**. Coupe perpendiculaire du cartilage diarthrodial recouvrant les condyles fémoraux (250 diamètres). Ce cartilage est, près de sa surface libre, incrusté de nombreux cristaux aciculaires d'urate de soudes. *c*, capsules cartilagineuses.

FIG. 4. — **Incrustation uratique du cartilage thyroïde** (même malade que dans la figure 3); *c*, cristaux uratiques formant des amas arrondis; ces cristaux, de même que les granulations grisâtres *g*, se dissolvent par l'action de l'acide acétique pour donner naissance à des cristaux d'acide urique.

FIG. 5. — **Néphrite goutteuse**. Coupe longitudinale des pyramides de Malpighi vue au microscope (150 diamètres). *cc*, cristaux uratiques disposés en amas au niveau de points clairs semblant indiquer une atrophie sinon une destruction des tubuli ; *aa*, ces mêmes cristaux moins abondants et obliquement disposés par rapport au canalicule à l'intérieur duquel ils paraissent prendre naissance. *t*, canalicule non altéré.

FIG. 6. — Groupes isolés de cristaux d'urate de soude.

Les figures 3, 4, 5 et 6 sont les dessins microscopiques des principales altérations représentées dans la planche 54 (voyez cette planche).

PLANCHE 54

FIG. 1. — **Goutte articulaire et viscérale.** Partie inférieure de l'avant-bras gauche et main du même côté (demi-nature). *ddd*, dépôts mamelonnés d'urate de soude formant ce qu'on appelle des tophus; *cc*, tophus recouverts par la peau. Tous ces tophus siégent au niveau des articulations; ils incrustent les cartilages diarthrodiaux et les parties ligamenteuses. Des tophus d'un volume moindre existent au niveau des articulations du carpe et du poignet. *tt*, gaînes tendineuses musculaires remplies d'une matière molle crayeuse ou analogue à du plâtre gâché. Cette matière, ainsi que celle qui forme les tophus, est composée d'urate de soude.

FIG. 2. — Premier orteil du pied droit avec son métacarpien et le cunéiforme correspondant (demi-nature). *bb*, dépôts uratiques abondants, au niveau des articulations de cet orteil.

FIG. 3. — Genou droit dont la rotule a été relevée et l'articulation ouverte après la section du tendon rotulien (demi-nature). *cc*, condyles fémoraux dont les cartilages diarthrodiaux sont incrustés d'urate de soude, ce qui leur donne une teinte blanche toute particulière; *t*, surface de section du tendon rotulien en avant duquel existe un volumineux tophus; *r*, rotule dont le cartilage est le siége d'une incrustation uratique.

FIG. 4. — Vertèbre lombaire. La partie la plus molle du disque est ferme, blanchâtre et grenue par suite de son incrustation de sels uratiques.

FIG. 5. — Tendon d'Achille infiltré en *uu* par des amas d'urate de soude.

FIG. 6. — Moitié gauche du cartilage thyroïde où se voient en *uu* des dépôts d'urate de soude situés sous le périoste et dans l'épaisseur même du cartilage.

FIG. 7. — Segment de coupe d'un rein (grand. nat.). On y aperçoit en *aa* des points et des amas blanchâtres formés par des dépôts cristallins d'urate de soude (voy. pl. 53, fig. 5).

FIG. 8. — Fragment du cœur et valvules cardiaques gauches (grand. nat.). *u*, dépôt allongé et comme linéaire formé d'urate de soude dans sa profondeur, et de quelques cristaux d'acide urique à sa surface.

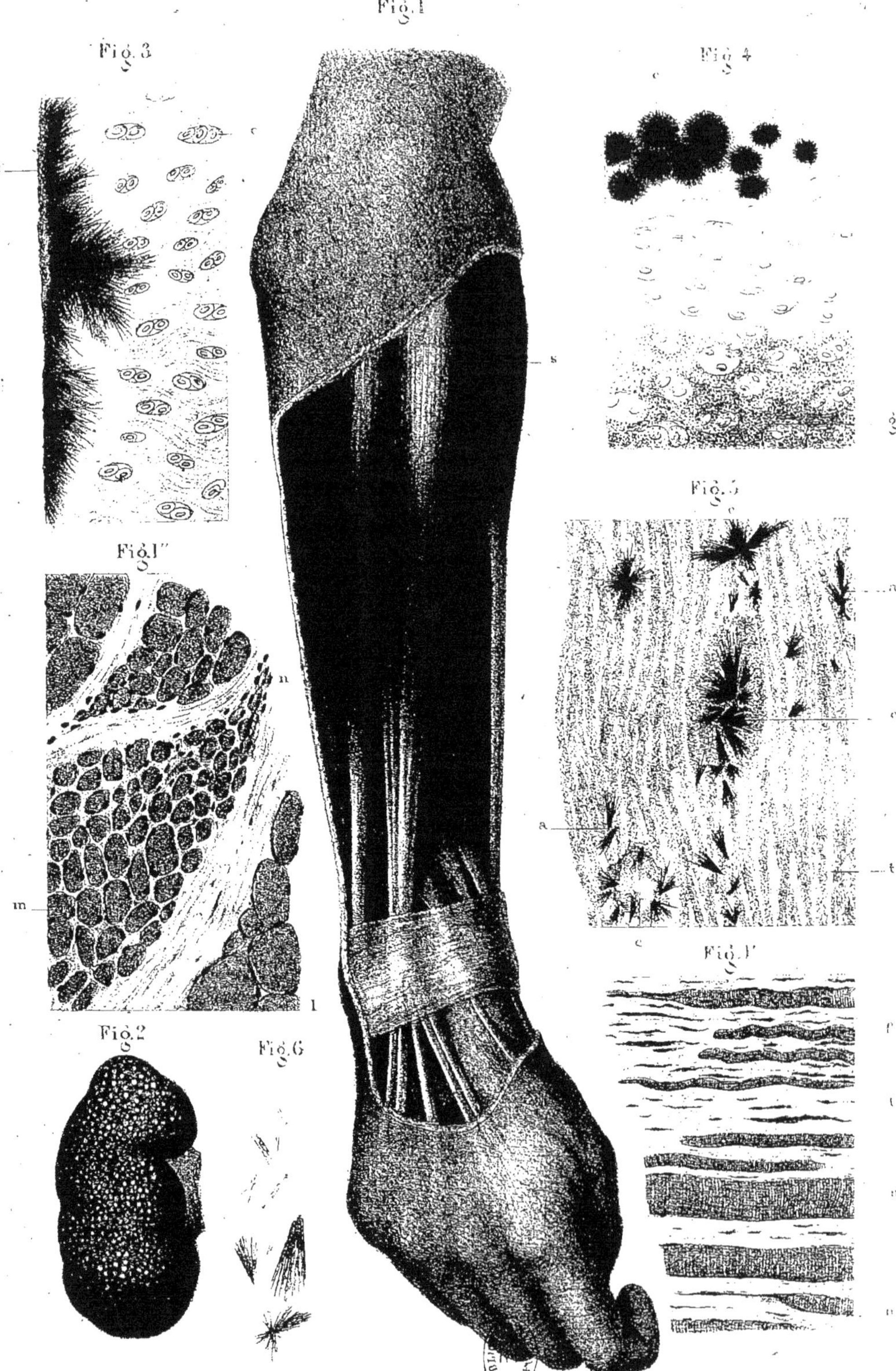

Fig. 1
Fig. 3
Fig. 4
Fig. 5
Fig. 1''
Fig. 1'
Fig. 2
Fig. 6
s
c
a
t
m
n
l
f

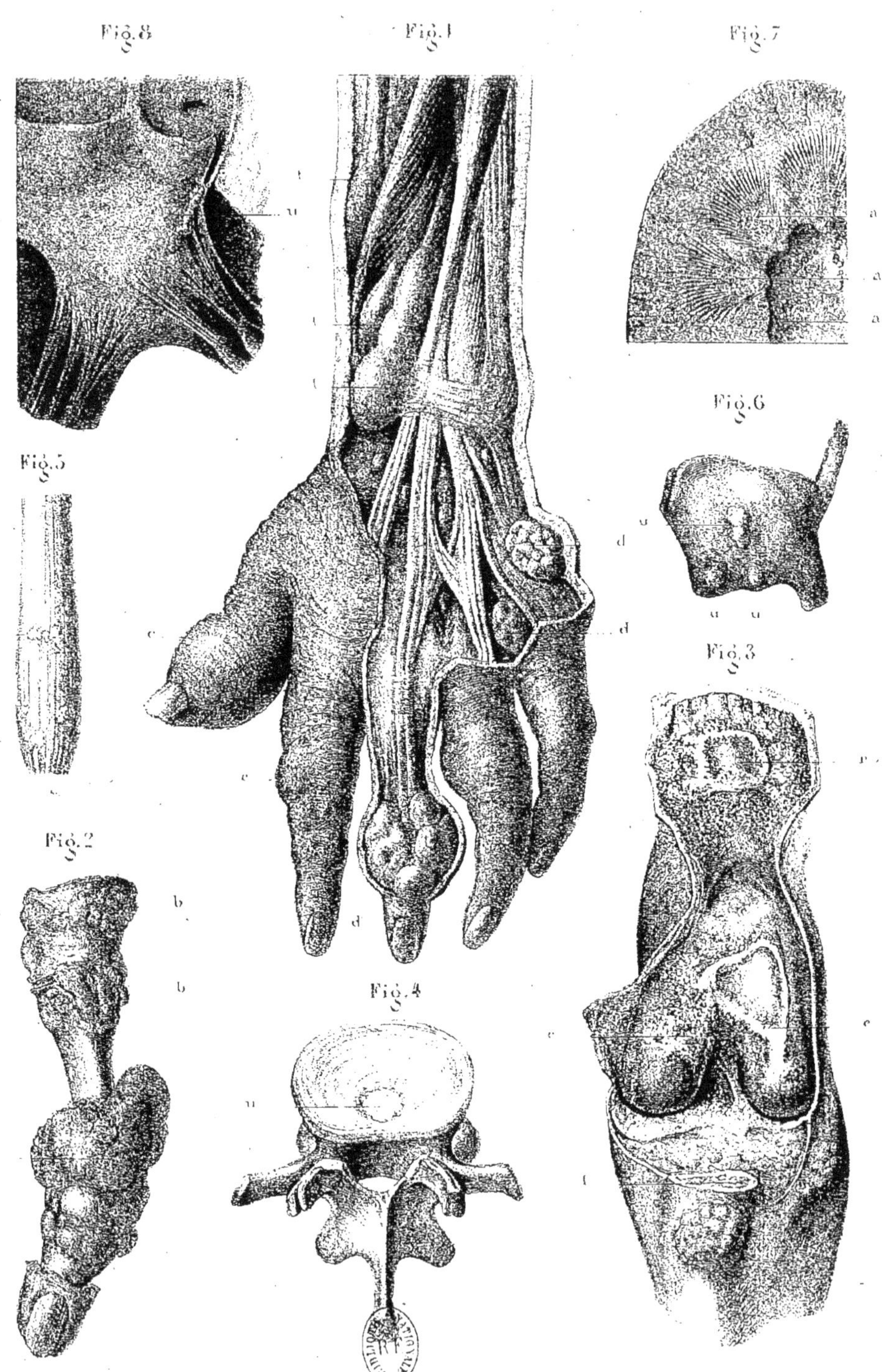
Fig. 8
Fig. 1
Fig. 7
Fig. 6
Fig. 5
Fig. 3
Fig. 2
Fig. 4

PLANCHE 55

FIG. 1. — **Arthrite du rhumatisme chronique, arthrite déformante, arthrite sèche** (demi-nature). L'articulation du genou gauche ouverte et projetée sur une surface plane AB. *c*, condyles fémoraux ; *g*, cavités glénoïdes du tibia ; *r*, rotule. Les cartilages diarthrodiaux sont en partie ou totalement usés, et les os présentent au niveau de leur circonférence des bourrelets osseux de nouvelle formation *bbb*. *l*, ligaments croisés ; *ff*, franges synoviales vivement injectées, considérablement allongées; *aa*, ces mêmes franges en voie d'ossification ou complétement ossifiées ; *e*, corps osseux libres, dits corps étrangers, formant une masse volumineuse à la partie postérieure de l'articulation.

FIG. 1'. — Bouquet de franges synoviales avec leurs appendices coniques (3 diamètres).

FIG. 1''. — Sommet de l'une de ces franges, contenant dans son épaisseur un vaisseau recourbé en anse et quelques cellules de graisse avec cristaux de margarine. Recouverte d'une couche épithéliale, cette frange offre deux petits appendices bourgeonnants (200 diamètres).

FIG. 1'''. — Corps étrangers osseux provenant de la partie postérieure de l'articulation (grand. nat.).

FIG. 2. — **Arthrite scrofuleuse, dite encore arthrite fongueuse** (demi-nature). L'articulation du genou droit est ouverte, et la rotule *r* est portée en haut vers le fémur. *p*, bourse séreuse du tendon rotulien ; *cc*, condyles fémoraux dont une faible partie est revêtue d'un cartilage en voie d'altération graisseuse ; *vv*, végétations fongueuses développées, tant à la face interne de la synoviale qu'à la surface de l'os, au niveau même des points où le cartilage a disparu.

FIG. 3. — **Arthrite syphilitique tertiaire** (deux tiers de nature). L'articulation du genou est ouverte et la rotule se trouve relevée en avant de la partie inférieure du fémur. *tt*, section du tendon rotulien ; *g*, dépôt gommeux envahissant une partie de ce tendon et formant, au-dessous de la synoviale, un bourrelet très-épais, comme le montre une incision perpendiculaire à la face antérieure du tibia. Le peloton graisseux qui, à l'état normal, existe en ce point, a presque complétement disparu. *r*, rotule dont le cartilage est érodé ; *e*, érosion d'un des cartilages condyliens.

PLANCHE 56

FIG. 1. — **Ostéomyélite suppurée et arthrite suppurative secondaire** (demi-nature). Section médiane de la partie inférieure du fémur. *c*, l'un des condyles fémoraux dont le cartilage de revêtement est ramolli, imbibé de pus et érodé ; *a*, alvéoles osseuses suppurées, formant çà et là de petits abcès ; *n*, séquestre osseux offrant une légère perte de substance à ses deux extrémités *pp*.

FIG. 2. — **Arthrite suppurative secondaire** (demi-nature). Articulation du genou gauche ouverte. *gg*, les cavités glénoïdes du tibia, recouvertes d'une couche de pus, et dont le cartilage de revêtement est érodé ; *c*, condyles fémoraux dont le cartilage est ramolli et aussi érodé ; *r*, rotule offrant la même altération. La synoviale, vivement injectée et épaissie, renfermait un liquide purulent.

FIG. 3. — **Ostéomyélite suppurative et fracture spontanée de l'os** (demi-nature). Section médiane de toute l'étendue du fémur gauche. La portion diaphysaire est seule altérée. *m*, moelle infiltrée de sang et de pus ; *aa*, petits abcès osseux ; *t*, alvéoles osseuses à la limite de la suppuration ; *ss*, séquestres formés par la portion compacte de l'os ; *p*, périoste épaissi et couche osseuse de nouvelle formation au niveau des séquestres ; *f*, fracture avec perte de substance osseuse à la partie postérieure du fémur. La diaphyse entière participe à l'altération ; les épiphyses sont intactes.

FIG. 4. — **Sarcome mélanique du périoste et de l'os.** Extrémité supérieure d'un humérus altéré, immédiatement au-dessous de son col. La tumeur lobulée, assez ferme, de coloration noire, s'est développée dans les couches du périoste, comme il est facile de le voir même à l'œil nu.

FIG. 5. — Section médiane de la tête humérale représentée fig. 4. *mm*, masses mélaniques développées dans la substance médullaire de l'os dont elle remplit les aréoles ; *f*, petit foyer sarcomateux.

FIG. 6. — Cellules allongées, fusiformes ou arrondies et infiltrées de granulations pigmentaires provenant du foyer sarcomateux représenté dans la figure 5.

FIG. 7. — **Adipose osseuse d'origine alcoolique.** — Section médiane de l'extrémité inférieure d'un humérus. Le canal médullaire *g* est agrandi et rempli par une masse graisseuse. Les alvéoles du tissu spongieux sont élargies ; l'os entier, quoique provenant d'un individu relativement jeune, a les apparences d'un os de vieillard.

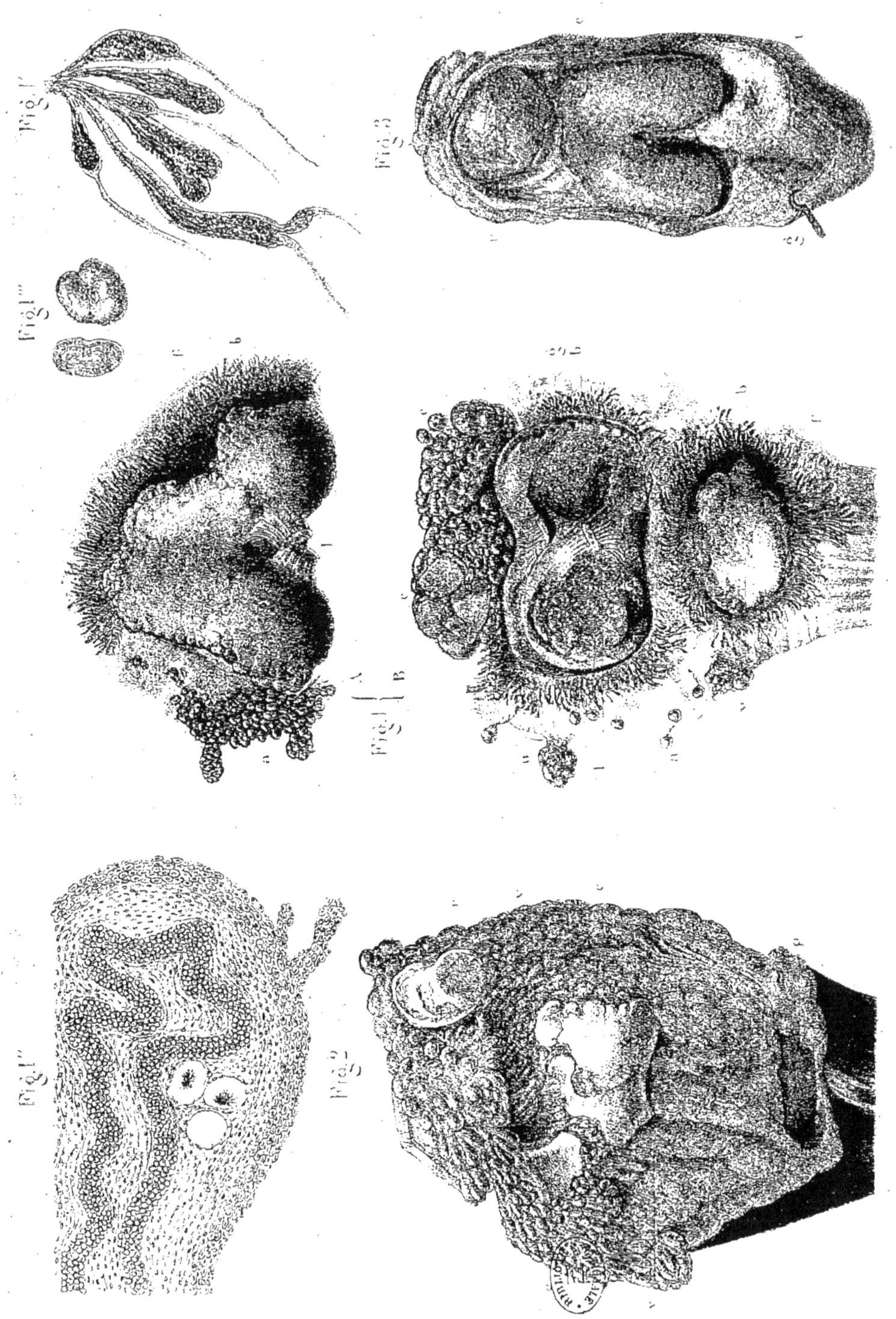

Préparations par Lancereaux

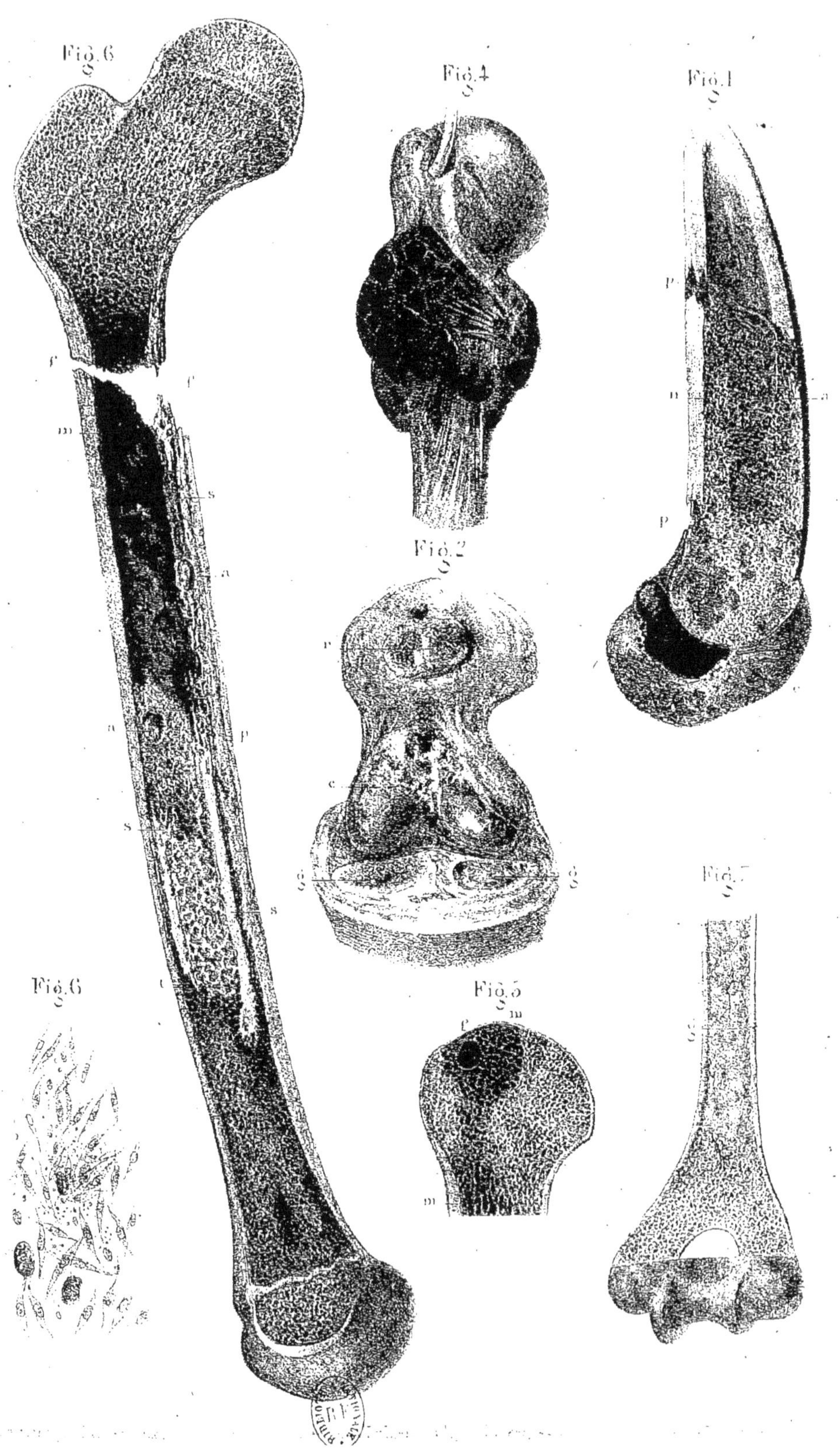
Fig. 6
Fig. 4
Fig. 1
Fig. 2
Fig. 7
Fig. 6
Fig. 5
f
f
m
s
a
n
p
s
s
t
p
n
a
p
r
c
g
g
c
g
p
m
m

PLANCHE 57

Fig. 1. — **Ostéite fongueuse vertébrale dite carie vertébrale** (demi-nature). Surface de section de trois corps vertébraux au niveau de leur tiers antérieur. *ss*, deux séquestres dont l'un incomplétement séparé ; *f*, fongosités vasculaires circonscrivant ces séquestres ; *d*, disque intervertébral de teinte rougeâtre enflammé, ramolli et diminué d'épaisseur; *e*, autre disque également altéré et notablement atrophié par suite de l'existence de deux plaques d'ostéite condensante développées dans les vertèbres voisines.

Fig. 2. — **Ostéite fongueuse vertébrale avec déviation rachidienne** (demi-nature). Portion de la région dorsale de la colonne vertébrale. *vv'*, restes de deux corps vertébraux atrophiés et détruits par l'altération ; *f*, tissu fongueux ; *ss*, séquestres osseux circonscrits par des fongosités ; *l*, lames vertébrales soudées entre elles. Le canal rachidien a conservé son calibre; aussi, malgré l'angle aigu qu'il forme, il n'y avait pas de paralysie.

Fig. 3. — **Tuberculose et ostéite vertébrales** (demi-nature). Face antérieure d'une vertèbre lombaire. *n*, portion osseuse en partie séquestrée et infiltrée de quelques granulations tuberculeuses ; des fongosités vasculaires existent au pourtour de l'os altéré.

Fig. 3'.—Section perpendiculaire de deux corps vertébraux où se voient, de chaque côté du disque qui les relie, deux foyers d'inflammation et deux petits séquestres en voie de formation *oo*.

Fig. 3''. — Fragment d'un cartilage costal où se rencontre en *u* une perte de substance qui a amené une excavation analogue aux excavations tuberculeuses (demi-nature). Ce cartilage provient du même malade que les corps vertébraux des figures 3 et 3'.

Fig. 4. — **Exostose crânienne syphilitique** (demi-nature). Un fragment du pariétal gauche est représenté ; il est surmonté d'une saillie osseuse creusée d'une cavité qui a été ouverte pour montrer des végétations osseuses formant des colonnes plus ou moins régulières sur ses parois.

Fig. 5. — **Rachitisme**. Section médiane d'un fragment de côte et de cartilage costal ; le cartilage est manifestement renflé à son insertion sur la côte (grand. nat.).

Fig. 5'. — *a*, *b*, *c*, coupe microscopique de ce même cartilage pratiquée à la limite de l'os (30 diamètres). *a'*, dessin microscopique du tiers inférieur de cette coupe (200 diamètres) ; les capsules cartilagineuses ne présentent rien de spécial ; *b'*, dessin microscopique exécuté au niveau du tiers moyen de la même coupe , les capsules cartilagineuses forment des rangées linéaires ; *c'*, dessin microscopique provenant de la partie la plus rapprochée de l'os. Un certain nombre de capsules cartilagineuses sont incrustées de sels calcaires.

Fig. 6. — **Tumeur chondromateuse de la base du crâne** (demi-nat.). *s*, grande aile du sphénoïde ; *a*, apophyse clinoïde ; *t*, chondrome lobulé ayant son point d'implantation au niveau de la selle turcique.

Fig. 6'. — La tumeur ci-dessus verticalement incisée pour montrer son point d'implantation à l'os.

Fig. 6''. — Coupe microscopique pratiquée à la périphérie de cette tumeur. Cette coupe montre l'existence de cellules cartilagineuses au sein d'une masse fibroïde (200 diamètres).

Fig. 6'''. — Coupe microscopique des parties centrales de la même tumeur cartilagineuse. Les cellules de cartilage sont disposées par couches concentriques autour d'un centre commun (40 diamètres).

Fig. 7. — Coupe microscopique d'une tumeur cartilagineuse (chondrome) développée sous la peau de l'humérus où elle avait acquis un volume considérable. *tt*, tractus conjonctif formant des alvéoles au sein desquelles sont comprises un certain nombre de capsules de cartilage *cc*, renfermant des cellules en voie d'ossification.

PLANCHE 58

FIG. 1. — **Plaques cutanées syphilitiques** (demi-nature, accidents secondaires) L'avant-bras gauche et une partie de la main du même côté offrent, sur leur face antérieure, des plaques arrondies nummulaires à peu près sèches, déprimées à leur centre, légèrement saillantes vers leur bord, qui est jaunâtre. Dans la paume de la main, ces plaques se font remarquer par une fissure plus ou moins profonde, dirigée dans le sens des plis cutanés. La forme de ces manifestations et leur apparition au début des accidents secondaires les ont fait considérer comme des plaques muqueuses de la peau.

FIG. 2. — **Scrofulide circonscrite de la cuisse gauche** (demi-nature). La partie inférieure de la peau de ce membre présente, à sa face interne, une altération circonscrite sous forme de large plaque avec des bords festonnés. Cette altération est constituée par des saillies lenticulaires, dites tuberculeuses *t*, un peu molles, de teinte rosée ou vineuse, nombreuses vers les bords de la plaque, plus rares vers son centre où la peau blanchâtre est le siége d'anciennes cicatrices *c*.

FIG. 3. — **Épithéliome ulcéré de la face** (deux tiers de nat.). Portion de la joue affectée d'un large ulcère. Le fond de cet ulcère est blanchâtre, grisâtre, lardacé et grenu ; les bords en sont saillants, recourbés comme les bords d'un chapeau ; ils sont de plus hérissés de petites saillies papilliformes.

FIG. 4. — **Épithéliome d'un bras** (demi-nat.). Incision pratiquée dans le voisinage d'un épithéliome ulcéré et au niveau d'une saillie qui déjà commençait à perforer la peau. Au-dessous de ce tégument il existe une masse sèche homogène, blanchâtre, qui s'enfonce assez profondément dans le tissu cellulo-adipeux et paraît ainsi avoir son point de départ dans les glandes sudoripares.

FIG. 5. — **Mélanome cutané** (demi-nat.). Portion de la peau de la face antérieure du tibia. Cette peau est altérée par la présence d'une tumeur noirâtre mamelonnée qui paraît avoir pris naissance dans les couches profondes de l'épiderme.

FIG. 5'. — Cellules provenant de cette tumeur. Plus ou moins larges, arrondies ou anguleuses, ces cellules ont vraisemblablement pris naissance dans la couche de Malpighi ; elles sont infiltrées d'un pigment noir.

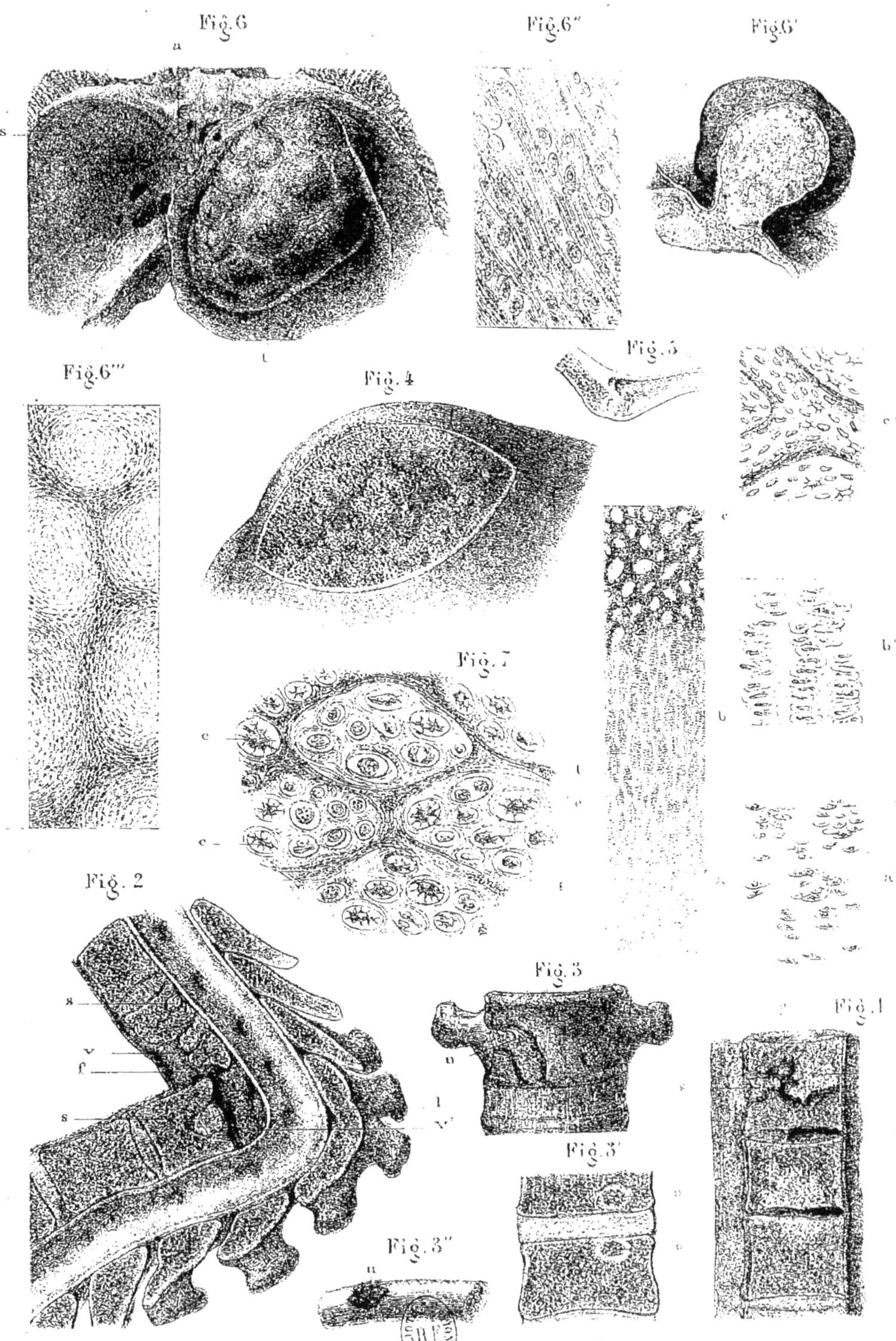
Fig.6
Fig.6''
Fig.6'
Fig.6'''
Fig. 4
Fig. 5
Fig. 7
Fig. 2
Fig. 3
Fig. 1
Fig. 3'
Fig. 3''

Fig. 3

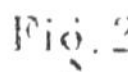

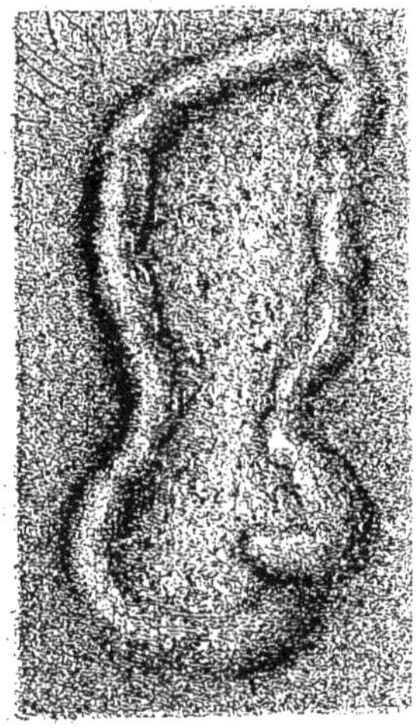

Fig. 2

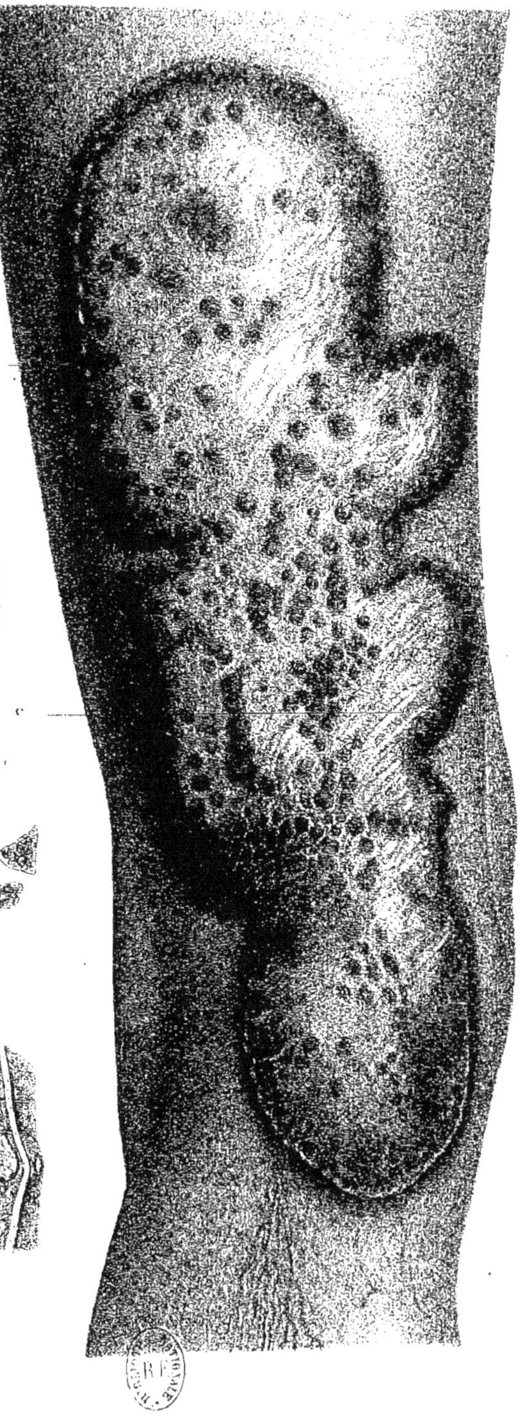

Fig. 5

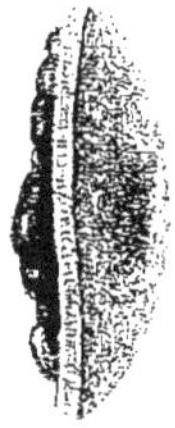

Fig. 1

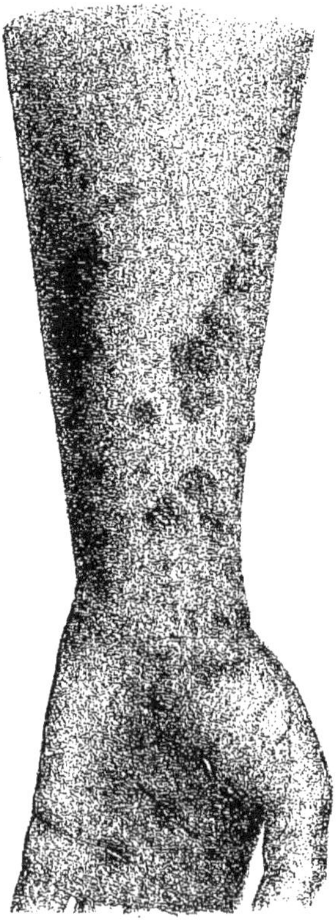

Fig. 5'

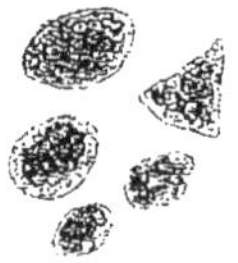

Fig. 4

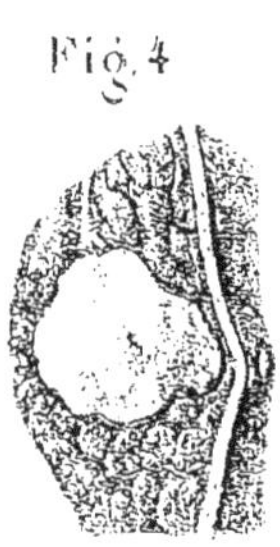

PLANCHE 59

Fig. 1. — **Maladie bronzée**. Portion de peau de l'un des avant-bras. La surface de ce tégument se fait remarquer par une teinte foncée et noirâtre.

Fig. 1'. — Coupe microscopique perpendiculaire du même fragment de peau. Les cellules épithéliales, celles surtout qui composent le réseau muqueux de Malpighi, sont infiltrées de granulations pigmentaires (100 diamètres).

Fig. 1''. — Cellules infiltrées de ces mêmes granulations (300 diamètres).

Fig. 2. — **Teigne faveuse**. Portion de cuir chevelu semée de godets faviques *gg*, au niveau desquels les cheveux sont cassés et plus ou moins altérés.

Fig. 2'. — *a*, godet favique traversé par trois cheveux ; *b*, un autre godet vu en dessous et traversé par deux cheveux.

Fig. 2''. — Coupe microscopique perpendiculaire à la surface de la peau. *pp*, cheveux dont la gaîne est remplie par des spores de favus ; *a*, croûte formée par des spores qui ont amené la disparition de la couche épithéliale.

Fig. 2'''. — c, portion d'un cheveu fendillé et devenu cassant. A sa surface on aperçoit des spores *s* disposées en séries ou en plaques.

Fig. 3. — **Herpès circiné**. Le poignet de la main gauche, vu par sa face antérieure, est le siége de vésicules herpétiques disposées sous forme de cercles concentriques.

Fig. 4. — **Pityriasis versicolor.** Épaule et bras gauches, dont la surface cutanée est semée de taches irrégulières, sales, jaune café au lait, la plupart surmontées d'une légère desquamation furfuracée.

Fig. 4'. — c, cellules épithéliales. *t*, tubes. *s*, spores provenant du raclage des plaques de pityriasis représentées fig. 4.

PLANCHE 60

FIG. 1. — **Splénadénome.** Portion de rate envahie par une tumeur violacée plus ferme que le parenchyme splénique, parcourue de vaisseaux et semée de taches rougeâtres *s*, indices d'anciens foyers hémorrhagiques.

FIG. 1'. — Dessin microscopique de la même tumeur. Dans une trame conjonctive recticulée, très-épaisse dans le voisinage des points hémorrhagiques, il existe de petites cellules rondes, qui ne diffèrent pas des cellules propres de la rate.

FIG. 2. — **Endocardite puerpérale végétante.** L'orifice mitral vu d'en bas. *o*, orifice. *cc*, colonnes charnues sous-tendant la valvule mitrale. *v*, valve gauche altérée par la présence de nombreuses végétations développées sur sa face auriculaire. *r*, rupture transversale de cette valve.

FIG. 2'. — Orifice mitral vu de l'oreillette ; il est obstrué par la portion supérieure de la valve mitrale *v*, rupturée.

FIG. 2''. — L'aorte à sa terminaison, les artères iliaques et fémorales. L'artère iliaque primitive droite, l'iliaque externe, une partie de la fémorale et de l'hypogastrique du même côté, sont obstruées par des coagulums fibrineux. A gauche, l'hypogastrique est restée libre, l'iliaque externe et la fémorale sont oblitérées.

FIG. 3. — **Endocardite puerpérale avec perforation de l'une des valvules sigmoïdes de l'aorte.** Cette figure représente l'orifice aortique ouvert. La valvule *v* offre une tuméfaction considérable avec ramollissement central et perforation que comblait un bouchon fibrineux. Les autres valvules sont saines.

FIG. 4. — **Endocardite rhumatismale.** — L'orifice mitral *o*, vu de l'oreillette, est rétréci au point de permettre au plus l'introduction d'un manche de plume. La valvule *m* est allongée, épaissie, inégale et, sur quelques points, incrustée de sels de chaux.

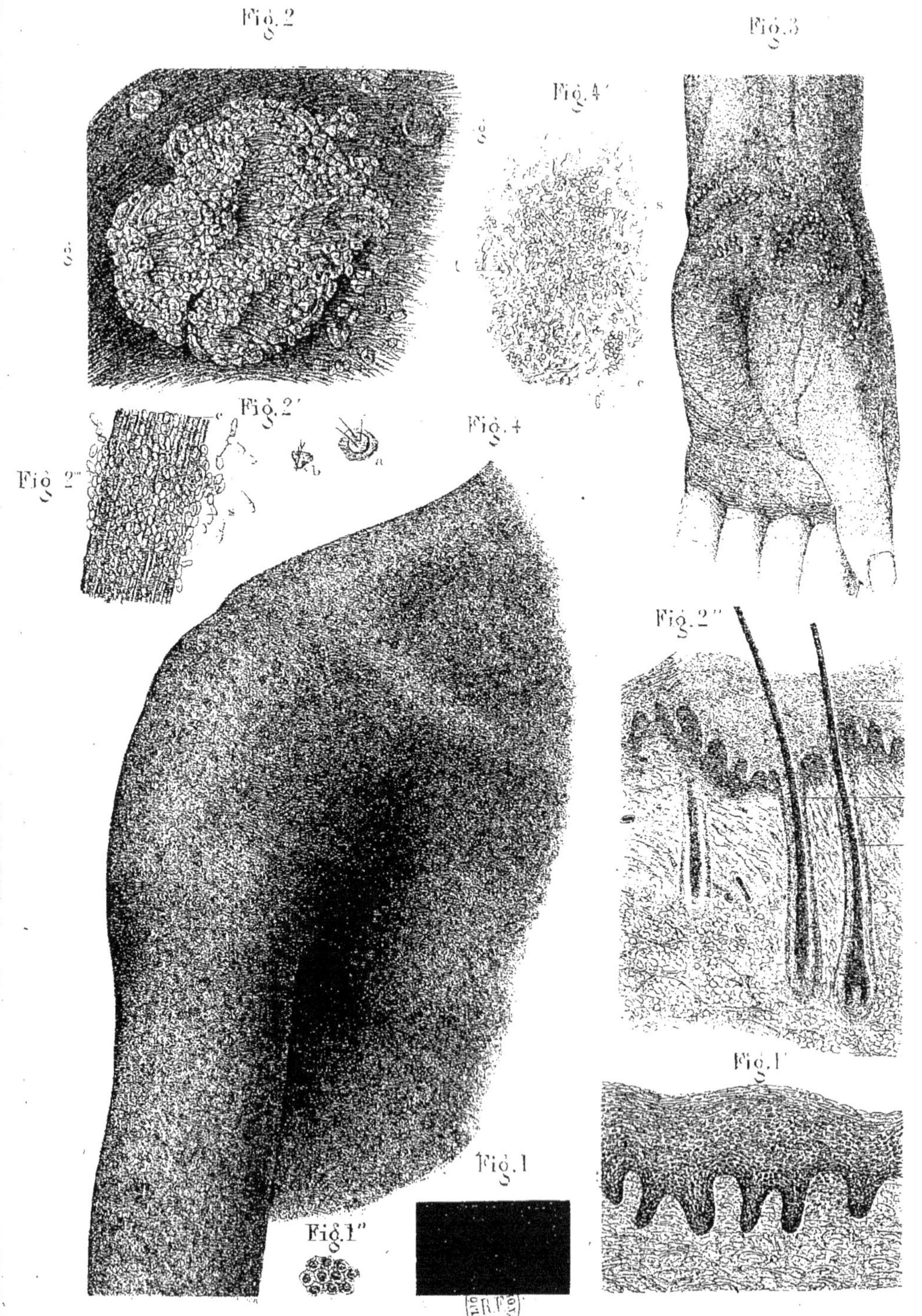
Fig. 2
Fig. 3
Fig. 4'
Fig. 2'
Fig. 4
Fig. 2'''
Fig. 2''
Fig. 1'
Fig. 1
Fig. 1''

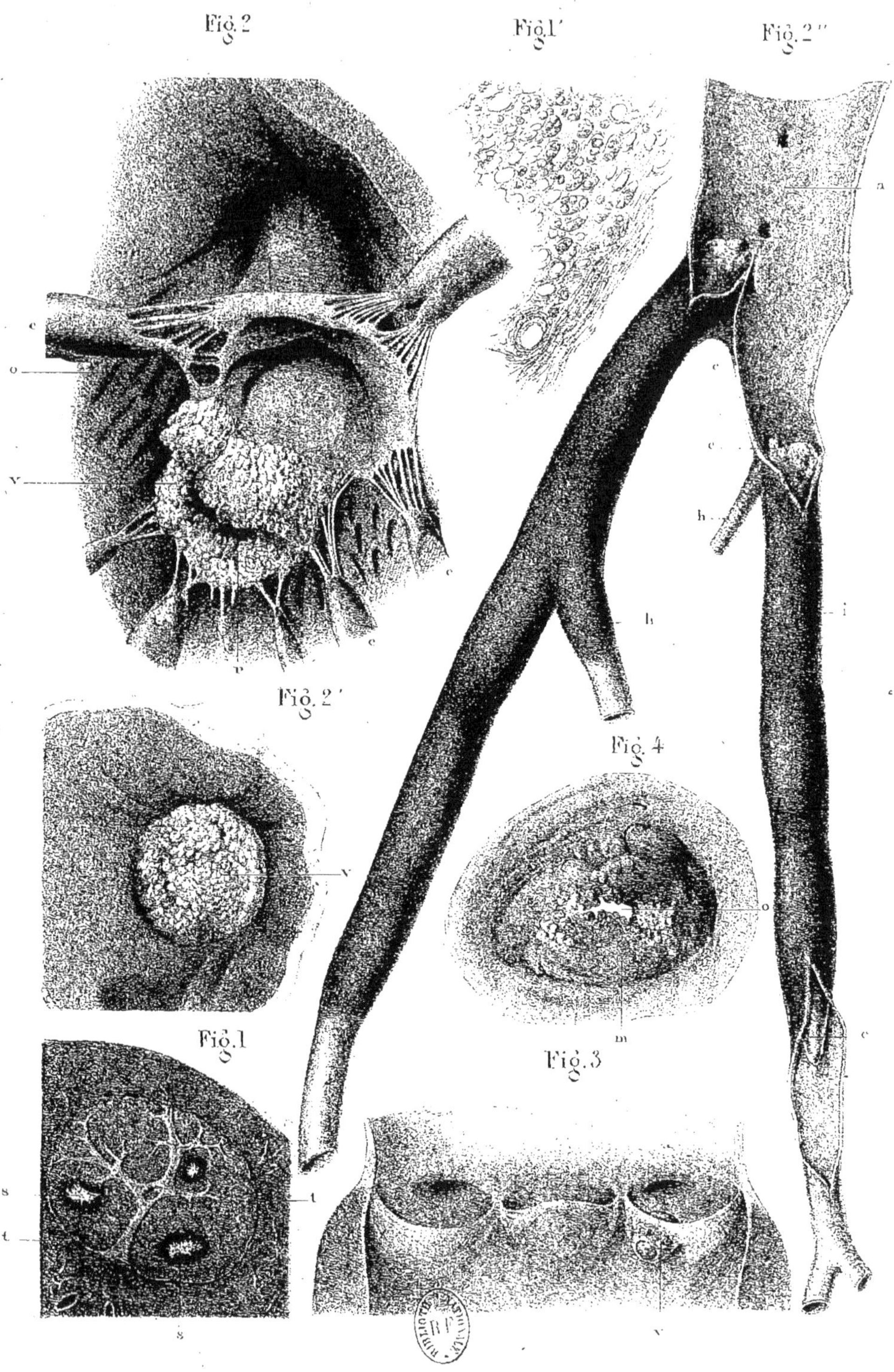
Fig. 2
Fig. 1'
Fig. 2''
Fig. 2'
Fig. 4
Fig. 1
Fig. 3
a
c
o
v
e
p
h
i
m
s
t

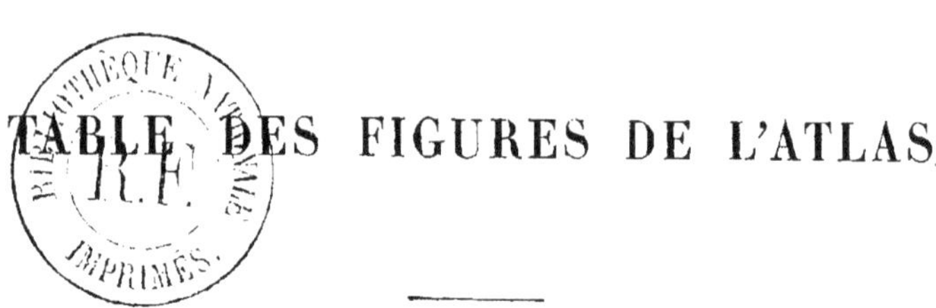

TABLE DES FIGURES DE L'ATLAS

FIN DE LA TABLE DES FIGURES DE L'ATLAS.